成分量単位換算表(内用液)

濃度(%)	製剤量(mL)	左記製剤量中の成分量	
		(mg)	(μg, g)
0.005%	1mL	0.05mg	50μg
	10mL	0.5mg	500μg
0.01%	1mL	0.1mg	100μg
0.1%	0.1mL	0.1mg	100μg
	1mL	1mg	1000μg
0.2%	1mL	2mg	
0.4%	1mL	4mg	
	10mL	40mg	
0.75%	1mL	7.5mg	
1%	1mL	10mg	
	10mL	100mg	
1.5%	1mL	15mg	
2%	1mL	20mg	
2.4%	1mL	24mg	
2.5%	1mL	25mg	
3.3%	1mL	33mg	
5%	1mL	50mg	
	10mL	500mg	0.5g
8%	1mL	80mg	
	10mL	800mg	
10%	0.1mL	10mg	
	1mL	100mg	0.1g
	10mL	1000mg	1g
17.6%	1mL	176mg	
65%	1mL	650mg	0.65g
	10mL	6500mg	6.5g
70%	1mL	700mg	0.7g
75%	1mL	750mg	0.75g
	10mL	7500mg	7.5g
100%	10mL		10g
120%	10mL		12g
145%	10mL		14.5g
150%	10mL		15g

JN163721

医学・薬学用語インデックス

監修
吉尾　隆
東邦大学薬学部臨床薬学研究室 教授

厚田幸一郎
北里大学薬学部 教授・
北里大学病院 薬剤部長

佐々木忠徳
昭和大学薬学部病院薬剤学講座 教授

西澤　健司
東邦大学医療センター大森病院
薬剤部長

じほう

はじめに

　現在，薬学生は 5 年次に，病院および薬局で各 11 週間ずつの臨床実習を行っています。

　臨床現場では，大学の講義ではあまり触れることのない医学・薬学用語が飛び交っています。そこでこのたび，この医学・薬学用語の海を渡るためのボート（ツール）として本書を企画しました。

　本書のような用語集は過去から多く作成されてきていますが，医学・薬学の進歩により新たな用語が増加しています。病棟では，「コロンカルチの患者さんが昨日ステッたようですね。ルンゲにメタがあり，このところヘルツの具合もよくなかったですね。ケーラスの結果には異状はなかったのに…」などといった会話が医療従事者の間で行われている場面に遭遇することがあります。このように，聞き慣れない言葉に出くわしたとき，現在の薬学生は"スマホで検索"ということになるかもしれませんが，臨床実習中の薬学生が病棟でスマホを使用することはできないと思います。

　このような場合，ポケットに入るサイズの本書が役に立ちます。多くの医学・薬学専門用語をコンパクトにまとめてありますので，薬学生の"白衣の友"としてご愛用ください。

2017 年 3 月

吉尾　隆

執筆者一覧

監　修
吉尾　　隆（東邦大学薬学部臨床薬学研究室 教授）
厚田幸一郎（北里大学薬学部 教授・北里大学病院 薬剤部長）
佐々木忠徳（昭和大学薬学部病院薬剤学講座 教授）
西澤　健司（東邦大学医療センター大森病院 薬剤部長）

編　集
松尾　和廣（東邦大学薬学部臨床薬学研究室）
小園　幸輝（東邦大学医療センター大森病院薬剤部）
平山　武司（北里大学薬学部・北里大学病院薬剤部）

執　筆
厚田幸一郎（北里大学薬学部 教授・北里大学病院 薬剤部長）
石井　杏奈（東邦大学医療センター大森病院薬剤部）
岡田菜津美（昭和大学薬学部病院薬剤学講座）
葛城　怜子（昭和大学薬学部病院薬剤学講座）
小園　幸輝（東邦大学医療センター大森病院薬剤部）
小林　麻美（昭和大学薬学部病院薬剤学講座）
佐々木忠徳（昭和大学薬学部病院薬剤学講座 教授）
田中　道子（昭和大学薬学部病院薬剤学講座）
續山　敬太（東邦大学医療センター大森病院薬剤部）
西澤　健司（東邦大学医療センター大森病院 薬剤部長）
花井　雄貴（東邦大学医療センター大森病院薬剤部）
東　　綾香（東邦大学医療センター大森病院薬剤部）
平山　武司（北里大学薬学部・北里大学病院薬剤部）
松尾　和廣（東邦大学薬学部臨床薬学研究室）
山田　寛子（昭和大学薬学部病院薬剤学講座）
吉尾　　隆（東邦大学薬学部臨床薬学研究室 教授）

本書の使い方・凡例

　本書は，臨床現場，薬局などでよく出くわす医学・薬学関連の用語をまとめています。「用語インデックス」では「聞いたままの音」でひけるよう，アルファベットの用語や略号などもすべて日本語読みに直して50音順に掲載しています。また，「薬剤名・薬効群名略号インデックス」では，それぞれの略号をアルファベット順に掲載。巻末の「欧文索引」ではアルファベット（欧文）で始まる用語が本書の何ページに掲載されているかを調べることができます。

医学・薬学用語インデックス
- 用語はアルファベットの言葉や略号も含め表音式仮名づかいで50音順に掲載した（長音符「ー」は無音扱い）。
- それぞれの項目は，〔見出し語　〔語源（または由来）〕　意味，解説〕の順で記載した。
- 語源がドイツ語のものには「（独）」，フランス語には「（仏）」，ラテン語には「（ラテン）」と付した。また，由来となるものには 略 を付した。
- 用語の背景に色が付いているものは重要語を表す。

例

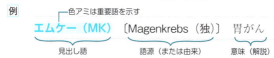

|見出し語|語源（または由来）|意味（解説）|

- 解説に矢印（→）の記載がある場合は，その後に続く語も参照されたい。

薬剤名・薬効群名略号インデックス
- 主な薬剤，薬効群名の略号をアルファベット順に掲載した。
- 薬剤名には用途に応じた大まかな分類を併記した（「抗がん薬」，「抗菌薬」など）。
- 実際の使用にあたっての薬剤に関する詳細な情報等は添付文書等を確認されたい。

欧文索引
- 欧文で始まる見出し語，レジメンの掲載ページを，アルファベット順に記載した。

　巻末には現場で役立つ付録を多数収録しています。また，「My memo」として自由記入欄も設けています。本書掲載外の用語や，覚えておきたい情報などを書きとめるスペースとして活用しましょう。

医学・薬学用語インデックス

ア

アイアイシーピー (IICP) 〔increased intracranial pressure〕 頭蓋内圧亢進

アイアイピー (IIP(s)) 〔idiopathic interstitial pneumonia〕 特発性間質性肺炎

アイアール (IR) 〔incidence rate〕 発生率

アイアールアイ (IRI) 〔immunoreactive insulin〕 インスリン

アイアールディーエス (IRDS) 〔idiopathic respiratory distress syndrome〕 特発性呼吸窮迫症候群

アイアールビー (IRB) 〔institutional review board〕 治験審査委員会

アイイー (IE) 〔infectious endocarditis (infective endocarditis)〕 感染性心内膜炎

アイエー (IA, ia) 〔intraarterial injection〕 動脈内注射

アイエイチディー (IHD) 〔ischemic heart disease〕 虚血性心疾患

アイエーエー (IAA) 〔insulin autoantibody〕 インスリン抗体。インスリン自己抗体

アイエヌエスティーアイ (INSTI) 〔integrase strand transfer inhibitors〕 インテグラーゼ阻害薬

アイエーピー (IAP) 〔immunosuppressive acidic protein〕 免疫抑制酸性蛋白。腫瘍マーカーとして多くの悪性腫瘍などで高値になるほか,ネフローゼ症候群や肝硬変などで低値を示す

アイエム (IM, im) 〔intramuscular injection〕 筋肉注射

アイエム(IM)群 〔intermediate metabolizer〕 EM(extensive metabolizer) 群と PM (poor metabolizer) 群の中間の集団

アイシー (IC) 〔informed consent〕 医療行為（投薬・手術・検査など）や治験などの対象者（患者や被験者）が，その内容についてよく説明を受け十分理解したうえで，対象者が自らの自由意思に基づいて医療従事者と方針において合意すること（説明を受けたうえで拒否することも含む）。インフォームドコンセント

アイシー (IC, i.c.) 〔inter cibos（ラテン）〕 食間

アイシーイーアール (ICER) 〔incremental cost-effectiveness ratio〕 増分費用対効果比

アイシーエー (ICA) 〔anti-islet cell cytoplasmic antibody〕 抗ランゲルハンス氏島抗体（抗膵島細胞質抗体）。自己免疫性1型糖尿病で認められる

アイシーエス (ICS) 〔inhaled corticosteroids〕 吸入用ステロイド

アイシーエム (ICM) 〔idiopathic cardiomyopathy〕 特発性心筋症

アイジーエムエイチエー (IgM-HA) 抗体 〔IgM hepatitis-A virus antibody〕 A型肝炎ウイルス（HAV）に対する IgM 抗体。A型肝炎発症直後より陽性となる

アイジージーエイチエー (IgG-HA) 抗体 〔IgG hepatitis-A virus antibody〕 A型肝炎ウイルス（HAV）に対する抗体。HAV感染の既往の有無あるいはHAワクチン接種効果の判定に利用される

アイシーティー(ICT) 〔infection control team〕 感染対策チーム

アイシーディー(ICD) 〔international classification of diseases〕 国際疾病分類

アイシーユー(ICU) 〔intensive care unit〕 集中治療室

アイディー(ID, id) 〔intradermal injection〕 皮内注射

アイディーエー(IDA) 〔iron deficiency anemia〕 鉄欠乏性貧血

アイティーティー(ITT)解析 〔intention-to-treat analysis〕 ランダム化臨床試験の解析方法の一つで,逸脱があっても当初割り付けられた2群で介入の効果を比較する方法(治療意図の原理による解析)。一方,per protocol解析はプロトコールから逸脱した患者は除外して解析する(治験実施計画書に適合した対象集団についての解析)

アイティーピー(ITP) 〔idiopathic thrombocytopenic purpura〕 特発性血小板減少性紫斑病

アイテル 〔Eiter(独)〕 膿

アイピー(IP) 〔interstitial pneumonia〕 間質性肺炎

アイビーエス(IBS) 〔irritable bowel syndrome〕 過敏性腸症候群

アイビーディー(IBD) 〔inflammatory bowel disease〕 炎症性腸疾患

アイビル(I-Bil) 〔indirect bilirubin〕 間接ビリルビン

アイブイ(IV, iv) 〔intravenous injection〕 静脈内注射

アイブイエイチ(IVH) 〔intravenous hyperalimentation〕

中心静脈栄養

アウゲ 〔Auge（独）〕 眼科

アウス 〔🈚 Auskratzung（独）〕 搔爬（そうは）。産婦人科では人工妊娠中絶

アクシデント 〔accident〕 医療行為のなかで患者に傷害が及び，すでに損害が発生しているもの。不可抗力や自傷行為なども含む。医療従事者の過誤の有無は問わない。医療事故

アクネ 〔acne〕 痤瘡，ニキビ

アゴニスト 〔agonist〕 受容体に結合し，生体内物質と同様の細胞内情報伝達系を作動させる薬物。作動薬

アストマ 〔Asthma（独）〕 喘息発作

アセスメント 〔assessment〕 評価

アッペ 〔appe（app）〕 〔🈚 appendicitis〕 虫垂炎

アデノイド 〔adenoid〕 咽頭扁桃

アテレク 〔🈚 atelectasis〕 無気肺

アドバースイベント（adverse event） →有害事象

アドヒアランス 治療方針の決定について，患者自身が積極的に参加し，その決定に沿って治療を受けること

アドメ（ADME） 生体に投与された薬物が，吸収（absorption）されて体循環血液中に入り，生体内に分布（distribution）し，肝臓などで代謝（metabolism）され，尿中などに排泄（excretion）されて生体内から消失する過程

アナフィラキシーショック 主にIgE抗体を介したI型アレルギー機序により，急激な全身状態の変化を来す病態

アナムネ 〔Anamnese(独)〕 既往歴のことで「アナムネーゼ」の略

アニソコ 〔anisocoria〕 瞳孔不同

アフタ 〔aphthous stomatitis, aphtha〕 アフタ性口内炎。小潰瘍

アプネア（アプニア） 〔apnea〕 無呼吸

アーブビーツー（ERBB2） 〔receptor tyrosine protein kinase ERBB2〕 ヒト上皮細胞成長因子受容体2型。HER2ともいわれる。細胞の増殖に関与し，増幅や遺伝子変異によりがんを引き起こすがん遺伝子。乳がん，胃がんなどの多くのがんで遺伝子の増幅がみられる

アーブビーワン（ERBB1） 〔receptor tyrosine protein kinase ERBB1〕 ヒト上皮細胞成長因子受容体1型。EGFR, HER1ともいわれる。細胞の増殖に関与する遺伝子の一つ

アポ（る） 〔apoplexy〕 脳卒中（で倒れる）

アメリカ食品医薬品局 →FDA（エフディーエー）

アールアール（RR） 〔rate ratio〕 相対危険度（相対リスク）。曝露群と非曝露群における疾病の頻度の比

アールアール（RR） 〔respiratory rate〕 呼吸（回）数。単に「R」とも

アールエー（RA） 〔administration rate〕 投与速度

アールエー（RA） 〔rheumatoid arthritis〕 関節リウマチ

アールエックス（Rx） 処方。Rp.

アールエフ（RF） 〔renal failure〕 腎不全

アールエフ（RF） 〔rheumatic fever〕 リウマチ熱

アールエフ (RF) 〔rheumatoid factor〕 リウマトイド因子

アールエム (RM) 群 〔rapid metabolizer〕 高い代謝能をもつ集団。高代謝群

アールエムピー (RMP) 〔risk management plan〕 医薬品リスク管理計画

アールエルピーシー (RLP-C) 〔remnant like particles-cholesterol〕 レムナント様リポ蛋白-コレステロール

アールケー (RK) 〔Rektumkrebs(独)〕 直腸がん

アールシーティー (RCT) 〔randomized controlled trial〕 対象者を無作為に介入群(検診など,決められた方法での予防・治療を実施)と対照群(従来どおりまたは何もしない)とに割り付け,その後の健康現象(罹患率・死亡率)を両群間で比較するもの。ランダム化比較試験

アールディー (RD) 〔risk difference〕 リスク差。曝露群と非曝露群の疾病の頻度の差

アールピー (Rp.) 〔recipe〕 処方。Rx

アールビーシー (RBC) 〔red blood cell〕 赤血球

アールピージーエヌ (RPGN) 〔rapidly progressive glomerulonephritis〕 急速進行性糸球体腎炎

アルファジーアイ (α-GI) 〔α-glucosidase inhibitors〕 αグルコシダーゼ阻害薬

アルファツーピーアイ ($α_2$PI) 〔$α_2$ plasmin inhibitor〕 $α_2$プラスミンインヒビター。アンチプラスミン活性(antiplasmin activity)ともいわれる。アンチプラスミンは,生理的な線溶阻止因子である

アルブミングロブリン（A/G）比 〔albumin-globulin ratio〕
血液中のアルブミンと総グロブリンの濃度比。腎・肝疾患の有無と重症度の推定に用いる。アルブミン・グロブリン比

アレスト 〔arrest〕 心停止

アレルギー 〔allergy〕
防御的であるはずの免疫反応が，生体に不利に働くときアレルギーとよび，Ⅰ～Ⅴ型に分類されている

アンギオ 〔🔖 angiography〕 血管造影（法）

アンギナオブエフォート（angina of effort）
労作性狭心症。→ AA（エーエー）

安全性速報
緊急安全性情報に準じ，一般的な使用上の注意の改定よりも迅速な安全対策措置をとる必要があると判断された場合に，厚生労働省からの配布指示に基づき，製薬企業が作成する情報。企業は医療機関の適切な部署に1カ月以内に情報が到達していることを確認する。ブルーレター

アンタゴニスト 〔antagonist〕
受容体に結合はするが，生体物質と異なり生体反応を起こさず，またその結合によって本来結合すべき生体内物質と受容体の結合を阻害し，生体応答反応を起こさない薬物。拮抗薬，遮断薬，阻害薬

アンチプラスミンアクティビティ（antiplasmin activity）
→ $α_2$PI（アルファツーピーアイ）

アンプタ 〔🔖 amputation〕 （四肢）切断

イ

イーアールシーピー（ERCP） 〔endoscopic retrograde chol-angio-pancreatography〕 内視鏡的逆行性胆道膵管造影

イーイージー (EEG) 〔electroencephalogram〕 脳波

イーエー (EA) 労作性狭心症。→ AA（エーエー）

イーエイチ (EH) 〔essential hypertension〕 本態性高血圧

イーエイチ (Eh) 肝抽出率

イーエスアール (ESR) 〔erythrocyte sedimentation rate〕 赤血球沈降速度。赤沈，血沈

イーエスディー (ESD) 〔endoscopic submucosal dissection〕 内視鏡的粘膜下層剥離術

イーエフ (EF) 〔ejection fraction〕 駆出率のことで心機能評価指標の一つ。心臓が心拍ごとに送り出す血液量（駆出量）を心臓が拡張したときの左室容積で除した値

イーエムアール (EMR) 〔endoscopic mucosal resection〕 内視鏡的粘膜切除術

イーエム (EM) 群 〔extensive metabolizer〕 通常の薬物代謝酵素の活性をもつ集団

イエローレター →緊急安全性情報

医科診療報酬 診療報酬点数表は，医科，歯科，調剤の3種に大別され，個々の技術，サービスを点数化（1点10円）して評価されている

育薬 医師，薬剤師，製薬企業関係者，研究者，患者らが，それぞれの立場ですでに市販された医薬品をより使いやすく有効性および安全性の高いものに育てていくさまざまな取り組み（制度，活動）のこと

育薬ボランティア 市販後の薬に関して，臨床試験や臨床研究などを行い改良を重ねることを育薬といい，その協力者（患

者）のこと

イーケーシー（EKC）〔epidemic keratoconjunctivitis〕流行性角結膜炎

イージーエフアール（eGFR）〔estimeted glomerular filtration rate〕推算糸球体濾過値

イージーエフアール（EGFR）〔epidermal growth factor receptor〕ERBB1, HER1ともよばれる。→ERBB1（アーブビーワン）

意識混濁　意識の清明さが低下した状態。意識障害の一つ

意識清明　意識がある状態

イーシージー（ECG）〔electrocardiographyあるいはelectrocardiogram〕心電図

医師主導治験　患者数が少なく製薬企業等が治験を行わない疾患での承認獲得，あるいはすでに承認されている医薬品の適応拡大を目的とする場合と，治療方法の概念が新しいなどの理由により製薬企業が開発を躊躇するため開発者が自ら行う場合に医師が計画する治験

イースリー（E_3）〔estriol〕エストリオール

I型アレルギー　即時型アレルギーともよばれ，IgE依存的な反応。マスト細胞および好塩基球に付着したIgE抗体が対応する抗原（アレルゲン）と反応することにより，これらの細胞から遊離される化学伝達物質（ケミカルメディエーター）によって起こる生体反応。即時型アレルギー

イチゴエージー（1,5-AG）〔1,5-anhydro-D-glucitol〕短期間（過去数日間）の血糖変動の指標

1秒量　→FEV（エフイーブイ）1.0

イーツー（E₂）〔estradiol〕 エストラジオール

一般用医薬品 医療用医薬品以外の医薬品で，かつ要指導医薬品を除いた医薬品。一般の人が薬局等で購入し，自らの判断で使用する医薬品で，リスクの程度に応じ，第1類，第2類，第3類に区分される

イーディー（ED）〔erectile dysfunction〕 勃起障害

イーディー（ED）50〔effective dose 50〕 50％有効量

イーディーエイチ（EDH）〔epidural hematoma〕 硬膜外血腫

イーディーシー（EDC）〔electric data capturing〕 主に治験で用いられる用語で，臨床検査値等の治験データを初期段階から電子的に収集し，管理すること

イービーエム（EBM）〔evidence-based medicine〕 根拠に基づく医療

イービーエル（EBL）〔erythroblast〕 赤芽球

イーピーオー（EPO）〔erythropoietin〕 エリスロポエチン

イーブイアイワン（EVI-1）〔ecotropic virus integration 1〕 造血幹細胞腫瘍の進展に関与し，急性骨髄性白血病の原因となる遺伝子 AML1/EVI-1 キメラ遺伝子として発症に関与する

医薬品安全管理責任者 医療法で配置することが規定されている病院，診療所または助産所における医薬品の安全使用のための責任者

医薬品医療機器等法 改正薬事法のことであり，正式名称は「医薬品，医療機器等の品質，有効性及び安全性の確保等に関する法律」

医薬品等安全性情報報告制度 医薬品および医療機器の市販後安全対策の確保を目的として，薬機法に基づき医薬品等に係る副作用等の報告を行う制度

医薬品副作用被害救済制度 医薬品を適正に使用したにもかかわらず発生した副作用により，入院治療が必要な程度の重篤な疾病や障害等を有する健康被害者に対して迅速な救済を図ることを目的として医療費，医療手当，障害年金等の救済給付を行う公的な制度

医薬部外品 吐き気，口臭，あせも，脱毛防止剤などや衛生害虫の防除などの目的で使用されるものであって人体に対する作用が緩和なもので，機械器具等ではないもの（薬機法で規定）

医薬分業 処方と調剤を医師と薬剤師の2職種が独立して行うことにより患者に最良の医療を提供するシステム

医薬分業率 〔薬局への処方箋枚数 / 外来処方件数（全体）〕× 100

イーユーエス（EUS） 〔endoscopic ultrasonography〕 超音波内視鏡検査

医療安全支援センター 都道府県，保健所を設置する市および特別区が設置するもので，医療の安全に関する情報，研修の実施，意識の啓発，その他の医療の安全の確保に必要な措置を目的とする機関

医療事故 →アクシデント

医療保険制度 医療を受けようとする者があらかじめ保険者に保険料を支払い，医療を受けた際に保険者から医療費の支払いをしてもらう制度

医療用医薬品製品情報概要　医薬品を製造販売する企業が作成し医療関係者に提供する適正使用情報であり，添付文書を補完するもの。製品情報概要

イレウス　〔ileus〕　腸閉塞

イーワン（E_1）　〔estrone〕　エストロン

院外処方率　〔処方箋料の算定回数／（処方料＋処方箋料）の算定回数〕×100

インシデント　誤った医療行為などが患者に実施される前に発見されたもの，あるいは誤った医療行為などが実施されたが，結果として患者に影響を及ぼすに至らなかったもの。ヒヤリ・ハット

インスリン自己抗体　→IAA（アイエーエー）

インネレ　〔🔲 Innere Medizin（独）〕　内科

インフォームドアセント　〔informed assent〕　小児患者の治療に際して，保護者からのインフォームドコンセントを得るだけでなく，子ども（当事者）に対しても治療に関する説明および同意取得を行うこと

インフォームドコンセント　→IC（アイシー）

インフォームドチョイス　〔informed choice〕　患者が医師から説明を受けたうえで，患者自身がどんな治療を受けるか選択すること

ウ

ウェイト（Wt）　〔weight〕　体重。BW

後ろ向きコホート研究　すでに曝露が起こってしまった後で，

研究者が事後的に（後ろ向きに）その状況を調べ，さらにそこから，その集団を追跡（現在から前向き）調査することで，疾病の発生を確認する方法

打ち身 →挫創（ざそう）

ウロ 〔🔤 Urologie（独）〕 泌尿器科

エ

エーアイエイチエー（AIHA） 〔autoimmune hemolytic anemia〕 自己免疫性溶血性貧血

エーアール（AR） 〔aortic regurgitation〕 大動脈弁閉鎖不全

エーアールエフ（ARF） 〔acute renal failure〕 急性腎不全

エーアールディーエス（ARDS） 〔acute respiratory distress syndrome〕 急性呼吸窮迫症候群

エーアールビー（ARB） 〔angiotensin Ⅱ receptor blockers〕 アンジオテンシンⅡ受容体拮抗薬

エーイー（AE） 〔adverse event〕 →有害事象

エーイー（Ae） →尿中未変化体排泄率

エイズ（AIDS） 〔acquired immunodeficiency syndrome〕 後天性免疫不全症候群

エイチアイティー（HIT） ヘパリン起因性血小板減少症。ヒット（HIT）

エイチアイブイ（HIV）抗原・抗体 〔human immunodeficiency virus antigen and antibody〕 ヒト免疫不全ウイルス抗原・抗体

エイチアール（HR） 〔heart rate〕 心拍数。レートとも

エイチエイチエス（HHS）〔hyperosmolar hyperglycemic syndrome〕高浸透圧高血糖症候群

エイチエイチディー（HHD）〔hypertensive heart disease〕高血圧性心疾患

エイチエーエヌピー（hANP）→ ANP（エーエヌピー）

エイチエル（HL）〔hyperlipidemia〕高脂血症

エイチシーエム（HCM）〔hypertrophic cardiomyopathy〕肥大型心筋症

エイチシーシー（HCC）〔hepatocellular carcinoma〕肝細胞がん

エイチシージー（HCG）〔human chorionic gonadotropin〕ヒト絨毛性ゴナドトロピン（ヒト絨毛性性腺刺激ホルモン）

エイチシーブイ（HCV）抗体〔hepatitis-C virus antibody〕C型肝炎ウイルス抗体

エイチツーアールエー（H_2RA）〔histamine H_2-receptor antagonists〕H_2受容体拮抗薬

エイチティー（HT）〔hypertension〕高血圧

エイチティー（Ht）〔hematocrit〕ヘマトクリット。ヘマト

エイチディーエルシー（HDL-C）〔high density lipoprotein cholesterol〕高比重リポ蛋白コレステロール

エイチティーエルブイワン（HTLV-1）抗体〔human T-cell leukemia virus type 1 antibody〕ヒトT細胞白血病ウイルス（human T-cell leukemia virus type 1；HTLV-1）に対する抗体。陽性でHTLV-1に感染していることを示す。感染経路として，母乳，性交渉，輸血がある

エイチビー（Hb） →ハーベー

エイチビーイー（HBe）抗原・抗体 〔hepatitis-B virus e antigen and antibody〕 HBe抗原陽性でB型肝炎ウイルスに感染しており，感染性が強いことを示す。HBe抗体陽性でB型肝炎ウイルスの増殖が穏やかになってきたことを示す

エイチビーエス（HBs）抗原・抗体 〔hepatitis-B virus surface antigen and antibody〕 HBs抗原陽性で，現在，B型肝炎ウイルスに感染していることを示す。HBs抗体陽性で過去にB型肝炎ウイルスに感染していたことを示す

エイチピーエヌ（HPN） 〔home parenteral nutrition〕 在宅静脈栄養法

エイチビーシー（HBc）抗体 〔hepatitis-B virus core antibody〕 B型肝炎ウイルスのHBc抗原に対する抗体。陽性でHBs抗体にかかわらずHBV既感染であることを示し，体内にHBVが潜伏していることを示す

エイチピーティー（HPT） 〔hyperparathyroidism〕 副甲状腺機能亢進症

エイチユーエス（HUS） 〔hemolytic uremic syndrome〕 溶血性尿毒症症候群

エイチラス（HRAS） 〔H-Ras〕 細胞増殖や分化に関与する遺伝子。膀胱がんで多く変異がみられる

エーイーディー（AED） 〔automated external defibrillator〕 自動体外式除細動器

エーエー（AA） 〔aplastic anemia〕 再生不良性貧血

エーエー（AA） 〔arbeits angina〕 労作性狭心症。EA, angina of effort

エーエーエー(AAA)〔abdominal aortic aneurysm〕腹部大動脈瘤

エーエーエス(AAS)〔aortic arch syndrome〕大動脈弓症候群

エーエス(AS)〔aortic stenosis〕大動脈弁狭窄症

エーエスオー(ASO)〔arteriosclerosis obliterans〕閉塞性動脈硬化症

エーエスオー(ASO)〔anti-streptolysin O antibody〕抗ストレプトリジンO抗体。抗ストレプトリジンOは溶連菌が産生するため,感染症の原因が溶連菌である場合,ASOの数値が上昇する

エーエスティー(AST)〔asparate aminotransferase〕アスパラギン酸アミノトランスフェラーゼ

エーエスディー(ASD)〔atrial septal defect〕心房中隔欠損症

エーエーディーシー(AADC)〔aromatic L-amino acid decarboxylase〕芳香族アミノ酸脱炭酸酵素

エーエヌエー(ANA)〔anti-nuclear antibody〕抗核抗体

エーエヌピー(ANP)〔atrial natriuretic peptide〕ヒト心房性ナトリウム利尿ペプチド。hANP

エーエフ(Af)〔atrial fibrillation〕心房細動

エーエフ(AF)〔atrial flutter〕心房粗動。AFLとも

エーエフピー(AFP)〔α-fetoprotein〕αフェトプロテイン。腫瘍マーカーとして肝がんの早期診断のスクリーニングに使われる

エーエフピーエル（AFP-L）3%〔lens culinaris agglutinin-reactive fraction of AFP〕 αフェトプロテイン-L3分画比。肝がんの残存や予後の判定に使われる

エーエム（AM）〔atypical mycobacteriosis〕 非定型抗酸菌症。NTM

エーエムアイ（AMI）〔acute myocardial infarction〕 急性心筋梗塞

エーエムエル（AML）〔acute myelogenous leukemia（acute myelocytic leukemia）〕 急性骨髄性白血病

エーエムエルワン（AML1）〔acute myeloid leukemia〕 急性骨髄性白血病の発症に関与する蛋白質

エーエムワイ（AMY）〔amylase〕 アミラーゼ

エーエルエス（ALS）〔amyotrophic lateral sclerosis〕 筋萎縮性側索硬化症

エーエルエル（ALL）〔acute lymphocytic leukemia（acute lymphoblastic leukemia）〕 急性リンパ性白血病

エーエルティー（ALT）〔alanine aminotransferase〕 アラニンアミノトランスフェラーゼ

エーエルビー（Alb）〔albumin〕 アルブミン

エーエルピー（ALP）〔alkaline phosphatase〕 アルカリホスファターゼ

エオジノ（Eosino）〔🔊 eosinophil〕 好酸球

エーカーゲー（EKG）〔🔊 Elektrokardiogramm（独）〕 心電図

腋窩（えきか） 脇の下

エクスポージャーインデックス（Exposure Index） Exposure Index（%）＝ 10 × MP比（母乳 milk/母体血中濃度 plasma）/クリアランス（mL/kg/min）
新生児，乳児の母乳を介した薬物曝露を定式化する指標

エーケーアイ（AKI） 〔acute kidney injury〕 急性腎障害

エコー 〔echo〕 超音波検査

エーシー（AC） 〔abdominal circumference〕 腹囲

エーシー（AC, a.c.） 〔ante cibum（ラテン）〕 食前

エージーエー（AGA） 〔allergic granulomatous angiitis〕 アレルギー性肉芽腫性血管炎

エーシーエス（ACS） 〔acute coronary syndrome〕 急性冠症候群

エージーエス（Ags） 〔aminoglycosides〕 アミノグリコシド系抗菌薬

エージーエヌ（AGN） 〔acute glomerulonephritis〕 急性糸球体腎炎

エシックスコミッティー（ethics committee） 倫理委員会。医療機関等において医療行為および医学的行為が十分な倫理的配慮のもとに行われているかを審議する組織

エーシーティーエイチ（ACTH） 〔adrenocorticotrophic hormone〕 副腎皮質刺激ホルモン

エース（ACE） 〔angiotensin converting enzyme〕 アンジオテンシン変換酵素

エスアイアールエス（SIRS） 〔systemic inflammatory response syndrome〕 全身性炎症反応症候群。「サーズ」とも

読む

エスアイエーディーエイチ（SIADH）〔syndrome of inappropriate secretion of ADH〕抗利尿ホルモン不適合分泌症候群

エスアイディー（s.i.d.）〔semel in die（ラテン）〕1日1回。o.d.

エスアール（SR）〔systematic review〕文献をくまなく調査し，ランダム化比較試験（RCT）のような質の高い研究のデータを，出版バイアスのようなデータの偏りを限りなく除き，分析を行うこと。系統的レビュー

エースインヒビター（ACE-I）〔angiotensin converting enzyme inhibitors〕アンジオテンシン変換酵素阻害薬

エスエーエイチ（SAH）〔subarachnoid hemorrhage〕くも膜下出血。ザー

エスエスアイ（SSI）〔surgical site infection〕手術部位感染

エスエスアールアイ（SSRI）〔selective serotonin reuptake inhibitors〕選択的セロトニン再取り込み阻害薬

エスエスエス（SSS）〔sick sinus syndrome〕洞機能不全症候群

エスエヌアールアイ（SNRI）〔serotonin-norepinephrine reuptake inhibitors〕セロトニン・ノルアドレナリン再取り込み阻害薬

エスエービー（SAB）〔sinoatrial block〕洞房ブロック

エスエム（SM）〔salmeterol xinafoate〕サルメテロールキシナホ酸塩

エスエムアイ(SMI)〔soft mist inhaler〕ソフトミスト吸入器

エスエムオー(SMO)〔site management organization〕治験実施施設(医療機関)と契約し,GCPに基づき適正で円滑な治験が実施できるよう,医療機関において煩雑な治験業務を支援する組織。治験施設支援機関

エスエムオー(SMO)〔smoothened〕細胞増殖と分化に関連するヘッジホッグ経路に関わる受容体。皮膚の基底細胞がんにおいて変異がみられる場合がある。Smoothened(スムーズンド)ホモログ

エスエル(SL)〔saccharum lactis〕乳糖

エスエルイー(SLE)〔systemic lupus erythematosus〕全身性エリテマトーデス

エスエルエックス(SLX)〔sialyl Lewis-x-i antigen〕シアリルLe^{x}-i抗原。肺がん,消化器がん,乳がんなどの腺がんを主とした多くのがんで上昇する腫瘍マーカー

エスオー(s/o)〔suspect of〕~の疑い

エスオーピー(SOP)〔standard operating procedures〕標準業務手順書

エスシー(SC, sc)〔subcutaneous injection〕皮下注射

エスジェイエス(SjS)〔Sjögren's syndrome〕シェーグレン症候群

エスジェイエス(SJS)〔Stevens-Johnson syndrome〕スティーブンスジョンソン症候群

エスシーエルシー(SCLC)〔small cell lung cancer〕小細胞肺がん

エスシーシー（SCC）〔squamous cell carcinoma〕 扁平上皮がん。またはその腫瘍マーカー

エスシーディー（SCD）〔spinocerebellar degeneration〕 脊髄小脳変性症

エスティー（ST）〔speech language hearing therapist〕 言語聴覚士

エスティーイーエムアイ（STEMI）〔ST elevation myocardial infarction〕 ST上昇心筋梗塞。「ステミ」とも読む

エスディーエー（SDA）〔serotonin dopamine antagonists〕 セロトニン・ドパミン拮抗薬

エスディーエイチ（SDH）〔subdural hematoma〕 硬膜下血腫

エスティーエヌ（STN）〔sialyl Tn antigen〕 シアリルTn抗原。卵巣がんなどの血中腫瘍マーカー

エスディーブイ（SDV）〔sourse document verification〕 原資料を直接閲覧により症例報告書と照合して一致性を確認し，治験の適切な実施およびデータの信頼性などを検証すること。原資料との照合・検証

エスパン-1（SPan-1）〔s-pancreas-1 antigen〕 膵がんなどの腫瘍マーカー

エスピーディー（SP-D）〔surfactant protein D〕 肺サーファクタントプロテインD。間質性肺炎のマーカー

エスブイシー〔SVC（S）〕〔superior vena cava syndrome〕 上大静脈閉塞症候群

エスユー（SU）薬〔sulfonylureas〕 スルホニルウレア系薬

エーディー（AD）〔Alzheimer's disease〕 アルツハイマー病

エーディーアール (ADR) 〔adverse drug reaction〕 薬物有害反応。病気の予防,診断,治療に通常用いられる用量で起こる好ましくない反応であり薬物との因果関係があるもの

エーディーエイチ (ADH) 〔antidiuretic hormone〕 バソプレシン。→ AVP (エーブイピー)

エーディーエムイー (ADME) →アドメ

エーディーエル (ADL) 〔activities of daily living〕 日常生活動作

エーティーエルエル (ATLL) 〔adult T-cell leukemia lymphoma〕 成人T細胞白血病

エーティースリー (AT Ⅲ) 〔antithrombin Ⅲ〕 アンチトロンビンⅢ

エデマ (エデーマ) 〔edema〕 浮腫

エヌアイシーユー (NICU) 〔neonatal intensive care unit〕 新生児集中治療室

エヌアールティーアイ (NRTI) 〔nucleoside reverse transcriptase inhibitors〕 ヌクレオチド系逆転写酵素阻害薬

エヌイーユーティー (NEUT) 好中球。→ノイトロ

エヌエー (Na) 〔Natrium (独)〕 ナトリウム

エヌエイチエル (NHL) 〔non-Hodgkin's lymphoma〕 非ホジキンリンパ腫

エヌエイチスリー (NH_3) アンモニア

エヌエス (NS) 〔nephrotic syndrome〕 ネフローゼ症候群

エヌエスイー (NSE) 〔neuron-specific enolase〕 神経特異

エノラーゼ。小細胞肺がんの腫瘍マーカー

エヌエスシーエルシー（NSCLC）〔non-small cell lung cancer〕非小細胞肺がん

エヌエスティー（NST）〔nutrition support team〕栄養管理チーム

エヌエスティーイーエムアイ（NSTEMI）〔non-ST-segment elevation myocardial infarction〕非ST上昇心筋梗塞。エヌステミ，ノンステミ

エヌエヌアールティーアイ（NNRTI）〔non-nucleoside reverse transcriptase inhibitors〕非ヌクレオチド系逆転写酵素阻害薬

エヌエヌエイチ（NNH）〔number needed to harm〕治療（試験）群で対照群よりも発症が増える場合に，発症が一人増えるのに必要な人数（何人に一人の割合で発症するか）。有害必要数

エヌエヌティー（NNT）〔number needed to treat〕治療効果を得るのに必要な人数（何人に一人の割合で治療効果が得られるか）。治療必要数

エヌオーエーイーエル（NOAEL）〔no observed adverse effectlevel〕無毒性量

エヌシー（NC）〔no change〕不変

エヌシーシーエスティー（NCC-ST）-439〔Nation Cancer Center-Stomach-439〕膵がん，肝細胞がん，胆道がん，大腸がん，肺がん，乳がんなどの腫瘍マーカー

エヌステミ → NSTEMI（エヌエスティーイーエムアイ）

エヌセイズ（NSAIDs）〔nonsteroidal anti-inflammatory

drugs〕非ステロイド性抗炎症薬

エヌティーエックス (NTX)〔type I collagen cross-linked N-telopeptides〕I型コラーゲン架橋 N-テロペプチド。骨代謝マーカー

エヌティーエム (NTM) 非定型抗酸菌症。→ AM (エーエム)

エヌティーブロビーエヌピー (NT-proBNP)〔N-terminal pro-brain natriuretic peptide〕ヒト脳性ナトリウム利尿ペプチド前駆体 N 端フラグメント。心不全のマーカー

エヌピー (n.p.)〔nothing (not) particular〕異常なし,所見なし。O.B.

エヌミック (NMYC)〔N-myc proto-oncogene protein〕細胞の増殖・分化に関与する遺伝子。神経芽腫の予後予測,治療方針の選択に用いられる

エネマ〔enema〕浣腸

エービー (AB)〔asthmatic bronchitis〕喘息性気管支炎

エピ〔📖 epilepsy〕てんかん

エーピー (AP)〔angina pectoris〕狭心症

エーピーエイチ (APH)〔aphasia〕失語症

エーピーエス (APS) → APLS (エーピーエルエス)

エーピーエル (ABL)〔Abelson murine leukemia virus〕慢性骨髄性白血病の原因となるがん遺伝子の一つ。bcr/abl 融合遺伝子を形成し,慢性骨髄性白血病を引き起こす

エーピーエル (APL)〔acute promyelocytic leukemia〕急性前骨髄球性白血病

エーピーエルエス (APLS)〔antiphospholipid syndrome〕

抗リン脂質抗体症候群。APS

エーピーオー（apo）〔apoplexia〕脳卒中。アポ

エーピーシー（APC）〔atrial premature contraction〕心房性期外収縮

エーピーシーディー（APCD）〔adult polycystic disease〕成人型嚢胞腎

エービーシー（ABC）トランスポーター〔ATP-binding cassette transporter〕ABC蛋白質。ATPのエネルギーを用いて物質の輸送を行う膜輸送体の一群

エーピーティーティー（APTT）〔activated partial thromboplastin time〕血液が凝固するまでの時間を計るもので, 血友病のスクリーニング（ふるい分け）として最も重要な検査。活性化部分トロンボプラスチン時間

エピドラ〔🔤 epidural anesthesia〕硬膜外麻酔

エーピーピー（app）虫垂炎。→ appe（アッペ）

エービーピーエー（ABPA）〔allergic bronchopulmonary aspergillosis〕アレルギー性気管支肺アスペルギルス症

エフ（F）→ bioavailability（バイオアベイラビリティ）

エフイー（Fe）〔iron〕血清鉄

エーブイビー（AVB）〔atrioventricular block〕房室ブロック。A-Vblock

エーブイピー（AVP）〔arginine vasopressin〕バソプレシン, 抗利尿ホルモン。ADH

エフイーブイ（FEV）〔forced expiratory volume〕努力性呼気肺活量

エフイーブイ (FEV) 1.0 〔forced expiratory volume in one second〕 努力性呼気肺活量のうち，最初の1秒間に吐き出された呼吸量（L）。1秒量

エーブイブロック (A-Vblock) → AVB（エーブイビー）

エフエイチ (FH) 〔familial hypercholesterolemia〕 家族性高コレステロール血症

エフエスエイチ (FSH) 〔follicle stimulating hormone〕 卵胞刺激ホルモン

エフヌ (FN) 〔febrile neutropenia〕 発熱性好中球減少症

エフエフエー (FFA) 〔free fatty acid〕 遊離脂肪酸

エフエフピー (FFP) 〔fresh frozen plasma〕 新鮮凍結血漿

エフエム (FM) 〔formoterol fumarate〕 ホルモテロールフマル酸塩

エフディー (FD) 〔functional dyspepsia〕 機能性ディスペプシア

エフディーエー (FDA) 〔Food and Drug Administration〕 米国食品医薬品局のことで，米国保健福祉省（Department of Health and Human Services；HHS）配下の政府機関

エフティースリー (FT_3) 〔free triiodothyronine〕 遊離トリヨードサイロニン

エフディーピー (FDP) 〔fibrinogen/fibrin degradation products〕 フィブリノーゲン／フィブリン分解産物

エフティーフォー (FT_4) 〔free thyroxine〕 遊離サイロキシン

エフピー (FP) 〔fluticasone propionate〕 フルチカゾンプ

ロピオン酸エステル

エフユーオー（FUO）〔fever of unknown origin〕 不明熱，原因がわからない発熱

エフユービー（fub） →血漿遊離型分率

エムアイ（MI）〔myocardial infarction〕 心筋梗塞

エムアイシー（MIC）〔minimum inhibitory concentration〕 最小発育阻止濃度

エムアール（MR）〔mitral regurgitation〕 僧帽弁逆流症，僧帽弁閉鎖不全

エムアールアイ（MRI）〔magnetic resonance imaging〕 核磁気共鳴撮影

エムアールエー（MRA）〔malignant rheumatoid arthritis〕 悪性関節リウマチ

エムアールティー（MRT）〔mean residence time〕 →平均滞留時間

エムイー（ME）〔medical engineer〕 臨床工学士

エムエーエス（MAS）〔massive aspiration syndrome〕 大量（過量）吸引症候群

エムエーシー（MAC）〔mycobacterium avium complex〕 非定型抗酸菌症

エムエス（MS）〔multiple sclerosis〕 多発性硬化症

エムエスエー（MSA）〔multiple system atrophy〕 多系統萎縮症

エムエスダブリュー（MSW）〔medical social worker〕 医療ソーシャルワーカー

エムエスダブリュー (MSW) 〔mutant selection window〕 感受性菌は増殖阻害されるが,遺伝子の一カ所に変異を生じた耐性菌は増殖阻害されない濃度の領域(幅)。耐性菌の選択(増殖)が加速される「危険領域」

エムエフ (MF) 〔mometasone furoate〕 モメタゾンフランカルボン酸エステル

エムエム (MM) 〔multiple myeloma〕 多発性骨髄腫

エムエムピースリー (MMP-3) 〔matrix metalloproteinase-3〕 マトリックスメタロプロテアーゼ-3。慢性関節リウマチ(RA)の鑑別診断や病勢把握の指標

エムエル (ML) 〔malignant lymphoma〕 悪性リンパ腫

エムエルエス (MLs) 〔macrolides〕 マクロライド系抗菌薬

エムエルエル (MLL) 〔mixed-lineage leukemia〕 造血器系細胞の分化に関わる遺伝子。急性骨髄性白血病(AML)・急性リンパ性白血病(ALL)・骨髄異形成症候群(MDS)などで変異が認められる

エムオーエフ (MOF) 〔multiple organ failure〕 多臓器不全

エムケー (MK) 〔Magenkrebs(独)〕 胃がん

エムジー (MG) 〔Magen Geschwür(独)〕 胃潰瘍

エムジー (MG) 〔myasthenia gravis〕 重症筋無力症

エムジー (Mg) 〔magnesium〕 マグネシウム

エムシーエイチ (MCH) 〔mean corpuscular hemoglobin〕 平均赤血球血色素量

エムシーエイチシー (MCHC) 〔mean corpuscular hemoglobin concentration〕 平均赤血球血色素濃度

エムシーエルエス（MCLS）〔mucocutaneous lymph node syndrome〕 川崎病。→KD（ケーディー）

エムシーブイ（MCV）〔mean cell volume〕 平均赤血球容積

エムディーアイ（MDI）〔metered dose inhaler〕 定量噴霧式吸入器。pMDI（加圧噴霧式定量吸入器）とよばれることもある

エムディーエス（MDS）〔myelodysplastic syndrome〕 骨髄異形成症候群

エムピーエヌ（M.pn）〔mycoplasma pneumonia〕 マイコプラズマ肺炎。MPP

エムピーオーアンカ（MPO-ANCA）〔myeloperoxidase anti-neutrophil cytoplasmic antibody〕 抗好中球細胞質ミエロペルオキシダーゼ抗体。P-ANCA

エムピーシー（MPC）〔mutant prevention concentration〕 感受性菌（抗菌薬に感受性を示す菌）についても，耐性菌（遺伝子の一カ所に変異を生じた耐性菌）についても，増殖を阻害する濃度。耐性菌の選択的増殖が起こらない濃度

エムピージーエヌ（MPGN）〔membranoproliferative glomerulonephritis〕 膜性増殖性腎炎

エムピー（MP）比（MP ratio）〔milk/plasma ratio〕 母乳中への薬物濃度（M）と血漿中の薬物濃度（P）の比

エムピーピー（MPP） →M.pn（エムピーエヌ）

エーユーシー（AUC）〔area under the concentration-time curve〕 血中濃度の曲線の積分値（血中濃度-時間曲線下面積）で，利用できる薬の総量を意味する

エラスターゼ (elastase) 1 膵臓がんの腫瘍マーカー。急性膵炎,慢性膵炎でも上昇する

エーリンフォサイト (A-lymphocyte) 〔atypical lymphocyte〕 異型リンパ球

エルエイチ (LH) 〔luteinizing hormone〕 黄体形成ホルモン

エルエスシーエス (LSCS) 〔lumber spinal canal stenosis〕 腰部脊柱管狭窄症

エルケー (LK) 〔Lungenkrebs(独)〕 肺がん

エルシー (LC) 〔liver cirrhosis〕 肝硬変

エルシーエムエス (LCMs) 〔lincomycins〕 リンコマイシン系抗菌薬

エルディー (L/D) 〔laboratory data〕 検査データ

エルディー (LD) →ローディングドーズ

エルディー (LD) 50 〔lethal dose 50〕 50%致死量

エルティーアールエー (LTRA) 〔leukotriene receptor antagonists〕 ロイコトリエン受容体拮抗薬

エルディーエイチ (LDH) 〔lactate dehydorogenase〕 乳酸脱水素酵素

エルディーエルシー (LDL-C) 〔low density lipoprotein cholesterol〕 低比重リポ蛋白コレステロール

エルドパ (L-DOPA) 〔Levodopa〕 レボドパ

エルブイイーエフ (LVEF) 〔left ventricular ejection fraction〕 左室駆出率

エント 〔🕮 entlassen(独)〕 退院

エンドポイント　治療行為の有効性を示すための評価項目

エンピリックセラピー（empiric therapy）　経験的治療

オ

オーアール（OR）〔odds ratio〕　→オッズ比

オーエー（OA）〔osteoarthritis〕　変形性関節症

オーエービー（OAB）〔overactive bladder〕　過活動膀胱

オーエムアイ（OMI）〔old myocardial infarction〕　陳旧性心筋梗塞

オーシー（OC）〔osteocalcin〕　オステオカルシン。BGP

オーシーディー（OCD）〔obsessive-compulsive disorder〕　強迫性障害

オーダーメイド医療　患者の生理的状態や疾患の状態などを考慮して，患者個々に治療法を設定する医療。テーラーメイド医療

オッズ比（odds ratio）　ある疾患などへの罹りやすさを2つの群で比較して示す統計学的な尺度。オッズ比が1とは罹りやすさが両群で同じ，1より大きいと罹りやすさが高いことを意味する。OR

オーティー（OT）〔occupational therapist〕　作業療法士

オーディー（o.d.）〔once-daily〕　1日1回。→s.i.d.（エスアイディー）

オーティーシー（OTC）医薬品〔over-the-counter drug〕　医療用医薬品以外の医薬品であり，要指導医薬品および一般用医薬品のこと。一般の人が薬局等で購入し，自らの判断で

使用する医薬品

オーディーピー（ワンドーズパッケージ）(ODP) 〔one dose package〕 一包化

オト 〔Otologie（独）〕 耳鼻科

オーファンドラッグ（orphan drug） →希少疾病用医薬品

オプティマルドーズ（OD） 〔optimal dose〕 適量

オープン試験 臨床試験（治験）を行う際に，被験者がどの治療群に割り付けられたか，医師，被験者，スタッフがわかっている試験法。非盲検試験

オーベー（O.B.） 〔ohne Befund（独）〕 異常なし，所見なし。n.p.

オーベン 〔oben（独）〕 上級医

オルト 〔Orthopädie（独）〕 整形外科

カ

介護サービス計画 →ケアプラン

カイザー 〔Kaiserschnitt（独）〕 帝王切開

概日リズム 24時間周期のリズム。サーカディアンリズム，日周期（リズム）

外旋 上腕や大腿を，位置を変えずに，体の外側に向かって回転させる動き

外転 上肢や下肢を体の正中線から遠ざける動き

ガイドライン 〔guideline〕 医療者と患者が特定の臨床状況での適切な診療の意思決定を行うことを助ける目的で系統的

に作成された文書のことで，多くの医療者に支持されている最善の方法についてまとめられたもの

外来化学療法加算 入院中の患者以外の患者であって，悪性腫瘍等の患者であるものに対して，治療の開始にあたり注射の必要性，危険性等について文書により説明を行ったうえで化学療法を行った場合に加算できる

外来服薬支援料 保険薬局薬剤師が，自己による服薬管理が困難な患者もしくはその家族等または保険医療機関の求めに応じて，当該患者が服薬中の薬剤について，当該薬剤を処方した保険医に，当該薬剤の治療上の必要性および服薬管理に係る支援の必要性を確認したうえで，患者の服薬管理を支援した場合に月1回に限り算定できる

かかりつけ薬剤師 かかりつけ薬局で，担当の患者をもち，薬の服用・管理だけでなく，体調や食事の管理などの健康相談にものることができる薬剤師

かかりつけ薬剤師指導料 患者が選択したかかりつけ薬剤師が，処方医と連携して患者の服薬状況を一元的・継続的に把握したうえで服薬指導などを行う場合に算定できる

かかりつけ薬剤師包括管理科 かかりつけ薬剤師指導料の算定要件を満たしたうえで，地域包括診療料，地域包括診療加算等の算定患者を対象に服薬状況を薬学的知見に基づき随時把握して，保険医へその都度情報提供するなどした場合に算定できる

かかりつけ薬局 患者が複数の医療機関から処方箋が交付された場合に，すべての処方箋をもっていける，普段から薬に関する疑問や健康について相談ができる場所として，患者自身が決めた薬局

活性化部分トロンボプラスチン時間 → APTT（エーピーティーティー）

カテ 〔catheter〕 カテーテル

家庭麻薬 1,000分中10分以下のコデイン，ジヒドロコデインまたはこれらの塩類を含有し，これら以外の麻薬を含有しないもの

ガード (GERD) 〔gastroesophageal reflux disease〕 逆流性食道炎（胃食道逆流症）

カニューレ 〔cannula〕 管

仮面様顔貌 無表情となり，まばたきも少なく，一点を見つめるような顔つきが特徴。パーキンソン症候群の3大症候の一つ

カルチ 〔carcinoma〕 がん

カルテ（電子カルテ） 〔Karte（独），chart〕 診療録のことで看護記録を含める

カルボ カルボプラチン

ガーレ 〔Galle（独）〕 胆汁

簡易懸濁法 錠剤，カプセル剤を経管栄養チューブより投与する際，粉末の状態にせずに，温湯（55℃程度）に入れ，崩壊，懸濁させて投与する方法

肝血流量 → QH（キューエイチ）

眼瞼 まぶた

肝初回通過効果 薬物が投与部位から全身循環血に移行する過程で起こる分解や代謝のこと。first pass effect

がん診療拠点病院 全国どこでも，質の高いがん医療を提供す

ることができるように，専門的ながん医療の提供，地域のがん診療の連携協力体制の構築，がん患者に対する相談支援および情報提供等が可能な，国が指定したがん診療連携拠点病院399，地域がん診療病院28の病院（2016年10月現在）

感染症定期報告制度　生物由来製品の製造販売業者または外国特例承認取得者が，当該生物由来製品の原料もしくは材料による感染症に関する最新の論文その他により得られた知見に基づき当該生物由来製品を評価し，その成果を厚生労働大臣に定期的に報告しなければならない制度

感染症病床　一類感染症，二類感染症および新感染症の患者を入院させる病院の病床（人員配置基準：患者数，医師1：16，薬剤師1：70，看護師等1：4）

カンファ（カンファレンス）　〔conference〕　会議

ガンマエスエム（γ-Sm）　〔γ-seminoprotein〕　γ-セミノプロテイン。前立腺がんの腫瘍マーカー。遊離型PSAに相当

ガンマジーティー（γ-GT）　〔γ-glutamyltranspeptidase〕　γ-グルタミントランスペプチターゼ。γ-GTPとも

管理薬剤師　保健衛生上支障が生じないように勤務する薬剤師や従業者を監督し，薬局の構造設備および医薬品，物品を管理し，薬局の業務につき必要な注意をしなければならない者

キ

企業報告制度　販売後に製薬企業が入手した副作用事例について，厚生労働大臣に報告することを義務づけた制度

希少疾病用医薬品　対象患者数がわが国において5万人未満であること，医療上特にその必要性が高いものなどの条件に合

致するものとして，薬事・食品衛生審議会の意見を聴いて厚生労働大臣が指定する医薬品。オーファンドラッグ

吃逆（きつぎゃく） しゃっくり

拮抗薬 遮断薬，阻害薬。→アンタゴニスト

キット（KIT） 細胞増殖に関わる遺伝子。消化管間質腫瘍（GIST）において変異がある場合，分子標的薬の適応となる場合がある

ギネ 〔🕮 Gynäkologie（独）〕 婦人科

気密容器 液体，個体の異物（水，ほこりなど）の侵入，内容医薬品の損失, 風解, 潮解, 蒸発を防ぐことができるガラス瓶，缶，プラスチック容器，ヒートシールなど

キャグ 冠動脈造影。→CAG（シーエージー）

偽薬 →プラセボ

逆転薬理学 ゲノム解析から新たな受容体や蛋白を見出し，それに作用する内因性物質（リガンド），その機能的役割および疾患との関連等を明らかにした後に薬物の開発をすること

キャット（Cat） 〔cataract〕 白内障

キャップ（CAP） 〔community-aquired pneumonia〕 市中肺炎

キャパシティ・リミテッド・ドラッグ（capacity-limited drug） 消失能依存型薬物

キューアイディー（QID, q.i.d.） 〔quarter in die（ラテン）〕 1日4回

キューアール（QR） 腎血流量

キューエイチ（QH） 肝血流量

キューエックス (QX) 臓器血流量

キューエルエス (QLs) 〔quinolones〕 キノロン系抗菌薬

キューオーエル (QOL) 〔quality of life〕 生活の質。人が自分らしく生きるための尺度

胸水 胸膜腔内に異常に多量の液体が貯留した状態ないしはその液体

局所作用 薬が投与されたその場所で作用し，その範囲が一部に限られている作用

禁忌 当該医薬品を使用してはいけない患者

緊急安全性情報 緊急に安全対策上の措置をとる必要があると判断された場合，厚生労働省からの配布指示に基づき，製薬企業が作成する情報。企業は医療機関の適切な部署に1カ月以内に情報が到達していることを確認する。イエローレター

禁断症状 →退薬症候

キント 〔Kinderheikunde（独）〕 小児科。PEDとも

ク

クオーリー (QALY) 〔quality adjusted life years〕 →質調整生存年

クームス (Coombs) 試験 赤血球に対する抗体を検出する検査。例えば，溶血性貧血時には，不完全抗赤血球抗体が検出される

グラニュロ 〔granulocyte〕 顆粒球

クランケ 〔Kranke（独）〕 患者。patient，Ptとも

クランプ 〔clamp〕 鉗子。または鉗子でドレーン類をはさん

で流出を一時的に止めること

グリコヘモグロビンA1c → HbA1c（ヘモグロビンエーワンシー）

クリニカル・データ・インターチェンジ・スタンダード・コンソーシアム（Clinical Data Interchange Standard Consortium） → CDISC（シーディーアイエスシー）

クリニカルプラクティスガイドライン（clinical practice guidelines） → CPG（シーピージー）

クリーンルーム → BCR（ビーシーアール）

グル音（Gul音）〔独 Gurren（独）〕腸の蠕動運動に伴って出るゴロゴロという音。腸蠕動音

クレアチニン（CRE）〔creatinine〕クレアチニン。Cr

クレアチニンクリアランス〔ceatinine clearance〕血清中と尿中のクレアチニン量を測定して比較し、腎臓の糸球体が老廃物などを取り除く力がどれくらいあるか、といった腎機能を把握する検査。CLcr，CLCR，Ccr

クロスオーバー試験 A群とB群を設定し、第1クールではA群に試験薬、B群に対照薬を投与、第2クールではA群に対照薬、B群に試験薬を投与する方法。交差試験

ケ

ケー（K）〔Kalium（独）〕カリウム

ケアプラン 介護を受けようとする者の状況や要望にもとづいて「これからどのような生活を送りたいか」などの目標を設定し、その目標にむけて利用するサービスの種類や頻度を決めた利用計画書。介護サービス計画

ケアマネジメント 介護サービスにおけるアセスメント，ケアプラン作成，サービス担当者会議，モニタリングなど

ケアマネジャー 要介護者などからの相談に応じ，介護サービスを連絡調整する専門的な知識や技術をもった人。資格取得には医師，保健師，看護師などの実務経験が5年以上必要

ケーイーエル（kel） 消失速度定数：薬物が体内から消失するときの速度定数

系統的レビュー →システマティック・レビュー

傾眠（けいみん） 放置しておくと眠り込んでしまうが，叩いたり声をかけたりすることで目を覚ます状態。うとうとして，意識が混濁する状態

ケーエムオーワン（KMO-1） 膵がん関連糖蛋白抗原。膵がんなどの腫瘍マーカー

劇物 毒物および劇物取締法により規定される物質，誤飲した場合の致死量が2〜20g程度のもので，具体的には塩酸，硫酸，硝酸，硝酸タリウム，硫酸タリウム，二硫化炭素など

劇薬 医薬品医療機器等法によって，劇性が強いものとして，厚生労働大臣が薬事・食品衛生審議会の意見を聞いて指定する医薬品

ゲシュール 〔Geschwür（独）〕 潰瘍

ケースカード →CRF（シーアールエフ）

血液製剤 人体から採取された血液を原料として製造される医薬品であって厚生労働省で定めるもの

結核病床 結核の患者を入院させる病院の病床（人員配置基準：患者数 医師1：16，薬剤師1：70，看護師等1：3）

血漿蛋白結合率 薬物が血中で血漿蛋白質と結合しているものの割合を示したもの。結合率は「1 − 遊離型分率（Fub）」で表す

血漿遊離型分率 薬物が血中で遊離型として存在しているものの割合を示したもの。遊離型分率は「1 − 結合率」で表す。fub

血栓 血管内で血液が固まって固形物となったもの。血管内の血液が何らかの原因で塊を形成すること

血中濃度-時間曲線下面積 → AUC（エーユーシー）

血沈 赤沈。→ ESR（イーエスアール）

血尿 尿に血液（赤血球）が混入している状態

血流速度依存性薬物 → flow-limited drug（フローリミテッドドラッグ）

ケーディー（KD）〔Kawasaki disease〕川崎病（皮膚粘膜リンパ節症候群）。MCLS

ケモテラピー〔chemotherapy〕抗がん薬や抗菌薬などを用いた化学療法のこと

ケーラス（KRAS）〔v-Ki-ras2 Kirsten rat sarcoma viral oncogene homolog〕細胞の増殖に関わる遺伝子の一つ。大腸がん，肺がん，膵臓がんなどで KRAS 遺伝子の変異が多くみられる。大腸がんにおける抗 EGFR 抗体薬の効果予測のためのバイオマーカーとしても用いられる

原価計算方式 薬価算定方法で，薬価基準収載医薬品に類似薬がなく，医薬品の製造原価，販売管理費，利益などを積み上げて算定する方法

健康サポート薬局 かかりつけ薬剤師・薬局の基本的な機能に

加え，国民による主体的な健康の保持増進を積極的に支援する機能を備えた薬局

健康被害救済制度　独立行政法人医薬品医療機器総合機構法に基づく，医薬品等の副作用等による健康被害の救済制度の総称。医薬品副作用被害救済制度，生物由来製品感染等被害救済制度など

健康保険法　「労働者の業務外の事由による疾病，負傷，死亡又は出産，およびその被扶養者の疾病，負傷，死亡又は出産に関して保険給付を行うもので，国民の生活の安定と福祉向上に寄与することが目的」の法律。国民皆保険制度の根幹を成すもの

検証的臨床試験　→第Ⅲ相試験

コ

コアグラ（コアグる）　〔🔤 coagulum, coagulation〕　血液が凝固し，尿や胃液などに血液が混ざっている状態

ゴアサ　5-ASA（5-アミノサリチル酸）のこと。メサラジン

コアバッテリー試験　生命維持機能に重要な影響を及ぼす中枢神経系，呼吸系，心血管系に対する評価

高額療養費制度　同一月（1日から月末まで）にかかった医療費の自己負担額が高額になった場合，一定の金額（自己負担限度額）を超えた分が，あとで払い戻される制度

後期高齢者医療制度　75歳以上では，従来の健康保険，国民健康保険などから脱退し，一定額の保険料の納付と受診の際，1割の一部負担金（現役並み所得では3割）が義務づけられている制度

交差試験 →クロスオーバー試験

抗GAD抗体 〔anti-glutamic acid decarboxylase antibody〕
抗グルタミン酸脱炭酸酵素抗体

抗CCP抗体 〔anti-cyclic citrullinated peptide antibody〕
抗環状シトルリン化ペプチド抗体

向精神薬取扱者 向精神薬輸入業者，向精神薬輸出業者，向精神薬製造製剤業者，向精神薬使用業者，向精神薬卸売業者，向精神薬小売業者，病院等の開設者および向精神薬試験研究施設設置者の総称

向精神薬取扱責任者 向精神薬の輸入・輸出を行う営業所や製造所，販売所，また向精神薬の研究を行う機関，向精神薬を使用する病院・薬局などの医療機関で，向精神薬の取り扱いにおける責任をもつ人

抗体医薬品 生体防御に寄与する蛋白質で，免疫グロブリン（immunoglobulin）ともよばれる。疾患関連分子に特異的に結合する抗体を遺伝子組み換え技術等を応用して作製した医薬品

高代謝群 →RM（アールエム）群

高度医療評価制度 承認されていない医薬品・医療機器の使用を伴う先進的な医療技術を，一定の要件で「高度医療」と認め，保険診療と併用可とし，薬事法上の承認申請等につながる科学的評価可能なデータ収集の迅速化を図る制度

後発医薬品 先発医薬品の特許期間などが過ぎた後に他の医薬品メーカーから発売される，先発医薬品と同一の有効成分を同一量含み，同一経路から投与する製剤で，効能・効果，用法・用量が原則的に同一であり，先発医薬品と同等の臨床効果・作用が得られる医薬品（研究開発に要する費用が安く抑えら

れ先発医薬品より薬価が安い)。ジェネリック医薬品

後発医薬品使用体制加算　後発医薬品の調剤に関する施設基準に適合した保険医療機関において，基本診療料に加算できる制度

後発医薬品調剤体制加算　後発医薬品の調剤に関する施設基準に適合した保険薬局において調剤した場合，調剤基本料に基準に準じた加算ができる制度

公費負担医療制度　対象となる患者において，医療保険制度に定められた一部負担金のうち，その全額または一部を国や都道府県が支払う制度

国際共同治験　米国や欧州やアジア圏などの複数の国または地域で，世界共通の基準のもと，くすりの効果と安全性を確認するのに必要な項目を統一した実施計画で同時に実施する治験

コクラン共同計画　ヘルスケアの介入の有効性に関するシステマティック・レビューを"作り"，"手入れし"，"アクセス性を高める"ことによって，人々がヘルスケアの情報を知り判断することに役立つことを目指す国際プロジェクト

コクランライブラリー(Cochrane Library)　無作為化比較試験(RCT)を中心に，世界中のclinical trialのシステマティック・レビューを行い，その結果を医療関係者や医療政策決定者，さらには消費者に届け，合理的な意思決定に供することを目的とした文書集(複数のデータベース)で，evidence-based medicine(EBM)の情報インフラともよばれている

50% 中毒量　→ TD(ティーディー)50

個人情報保護法　個人の権利と利益を保護するために，個人情報を取り扱う事業者に対してその方法を定めた法律

コッククロフトゴート（Cockcroft-Gault）の式 クレアチニンクリアランス推算式。男性 $Ccr = \{(140 - 年齢) × 体重[kg]\} ÷ (72 × 血清クレアチニン[mg/dL])$
女性 $Ccr = $ 男性 $Ccr × 0.85$

コップ 〔Kopf（独）〕 頭，頭部

コート 〔Kot（独）〕 大便

コードブルー 〔code blue〕 患者が心肺停止した際の緊急コール

コホート研究 最初に健康な人の生活習慣（喫煙・飲酒・食生活）などを調査し，この集団を「前向き」，つまり未来に向かって追跡調査して，後から発生する疾病を確認する研究手法

コレ（chole） 〔🔲 cholelithiasis〕 胆嚢炎，胆石症

コロン 〔colon〕 結腸

混合診療 医療保険制度で認められている治療と認められていない（保険外医療）を併用すること

昏睡 意識が完全に消失して，目覚めさせることができない状態。外部からどのような刺激が加えられても反応がない状態

コンソート（CONSORT）声明 〔Consolidated Standards of Reporting Trials〕 ランダム化比較試験（RCT）の報告の質管理のための基準。臨床試験報告に関する統合基準

コンタミ 〔🔲 contamination〕 汚染

コンプライアンス（服薬） →服薬コンプライアンス

サ

ザー（SAH） 〔🔲 subarachnoid hemorrhage〕 くも膜下出血

サイクリンイー（Cyclin E）〔Cyclin E〕 CDK2と複合体を形成し，細胞周期に関与する遺伝子

サイクリンディー１（Cyclin D1）〔Cyclin D1〕 CDK4とともに複合体をつくり，細胞周期に関与する遺伝子

最高血中濃度 → C_{max}（シーマックス）

再審査制度 新医薬品の有効性および安全性を一定期間後に再確認する制度。承認にあたり再審査期間（新有効成分含有医薬品8年，希少疾病用医薬品10年など）を厚生労働大臣が指定

再生医療等製品 以下の製品で，政令で定めるもの
(1) 人又は動物の細胞に培養等の加工を施したもので，
　　イ．身体の構造・機能の再建・修復・形成するもの
　　ロ．疾病の治療・予防を目的として使用するもの
(2) 遺伝子治療を目的として，人の細胞に導入して使用するもの

最大無毒性量 複数の用量群を用いた反復投与毒性試験，生殖・発生毒性試験などの動物実験において，毒性学的なすべての有害な影響が認められなかった最高の曝露量

在宅医療 医師，訪問看護師，薬剤師や理学療法士（リハビリ）等の医療関係者が，患者宅に定期的に訪問して行う，計画的・継続的な医学管理・経過診療

在宅患者訪問薬剤管理指導 →訪問薬剤管理指導

在宅患者訪問薬剤管理指導料 地方厚生局長等へ届け出た保険薬局で，在宅で療養を行っている患者であって通院が困難なものに対して，医師の指示に基づき，保険薬剤師が薬学的管理指導計画を策定し，患家を訪問して，薬学的管理および指導を行った場合に算定できる業務

在宅療養指導管理料 当該指導管理が必要かつ適切と医師が判断した患者について，患者または看護者に，当該医師が療養上必要な事項を適正な注意および指導したうえで，患者の医学管理を十分に行い，かつ，各在宅療養の方法，注意点，緊急時の措置に関する指導等を行い，あわせて必要かつ十分な量の衛生材料または保険医療材料を支給した場合に算定できる

再評価制度 すでに承認されている医薬品について，現時点の医学・薬学等の学問水準に照らして，品質，有効性および安全性を確認する制度

細胞毒性型アレルギー →Ⅱ型アレルギー

細胞免疫型アレルギー →Ⅳ型アレルギー

細胞融解型アレルギー →Ⅱ型アレルギー

サーカディアンリズム（circadian rhythm） 日周期（リズム）。→概日リズム

サージェリー〔surgery〕 外科。ヒルギー

挫傷（ざしょう） 鈍体による打撃や圧迫によって体内の組織や臓器が損傷した状態。身体表面には創がなく，内部の臓器が損傷された状態

サス（SAS）〔sleep apnea syndrome〕 睡眠時無呼吸症候群

サーズ（SARS）〔severe acute respiratory syndrome〕 重症急性呼吸器症候群

サーズ（SIRS） 全身性炎症反応症候群。→SIRS（エスアイアールエス）

嗄声（させい） しわがれ声，声のかすれ

挫創（ざそう） 打撲・衝突・墜落・転倒など，鈍性の外力作用によって生じる損傷で，皮膚が断裂し傷口が開いた状態。打ち身

サチュレーション →SAT（サット）

擦過傷（さっかしょう） かすり傷，擦り傷

サット（SAT） 〔英 saturation〕 酸素飽和度。サチュレーション

作動薬 →アゴニスト

サバ（SABA） 〔short-acting beta$_2$-agonists〕 短時間作用性 β_2 刺激薬

サマ（SAMA） 〔short-acting muscarinic antagonists〕 短時間作用性抗コリン薬

サーム（SERM） 〔selective estrogen receptor modulator〕 選択的エストロゲン受容体モジュレーター

作用薬 →アゴニスト

サロゲートマーカー 真のエンドポイントとの科学的な関係が証明されているような生物学的指標（バイオマーカー）。医学や薬学の研究において，真のエンドポイントを測定することが倫理的に適切でない場合や，発症頻度が少なく統計的に意味のあるほどの発症例を集めた解析が困難な場合に用いられる。代用マーカー・代替エンドポイント

Ⅲ型アレルギー 免疫複合体による組織障害で，抗原抗体複合体による補体の活性化あるいは多形核白血球の集積による組織障害を起こす反応

シ

シーアイシー（CIC）〔ciclesonide〕 シクレソニド

シーアイディーピー（CIDP）〔chronic inflammatory demyelinating polyneuropathy〕 慢性炎症性脱髄性多発ニューロパチー

ジーアイ（GI）療法〔glucose insulin therapy〕 グルコース・インスリン療法（「グルカゴン・インスリン療法」を指すことも）

シーアール（Cr） →CRE（クレアチニン）

シーアールエー（CRA）〔clinical research associate〕 臨床開発モニター。治験に関する治験契約，モニタリング業務，CRF（Case Report Form：症例報告書）チェック・回収，治験終了の諸手続きなどを行う専門職

シーアールエス（CRS）〔congenital rubella syndrome〕 先天性風疹症候群

シーアールエフ（CRF）〔chronic renal failure〕 慢性腎不全

シーアールエフ（CRF）〔case report form〕 症例報告書。ケースカード

シーアールシー（CRC）〔clinical research coordinator〕 医療機関において，治験責任医師・分担医師の指示のもとに，医学的判断を伴わない業務や，治験に係わる事務的業務，業務を行うチーム内の調整等，治験業務全般をサポートする専門職。治験コーディネーター

シーアールピー（CRP）〔C-reactive protein〕 C-反応性蛋白

シーアンカ（C-ANCA）〔cytoplasmic anti-neutrophil cytoplasmic antibody〕 抗好中球細胞質抗体。PR3-ANCA

シーイーエー（CEA）〔carcinoembryonic antigen〕 がん胎児性抗原。胃がん，大腸がんなどの腫瘍マーカー

シーエー（Ca）〔calcium〕 カルシウム

ジーエー（GA）〔glycated albumin〕 グリコアルブミン

シーエー（CA）15-3〔carbohydrate antigen 15-3〕 腫瘍マーカー。乳がんのスクリーニングテストに用いられる

シーエー（CA）19-9〔carbohydrate antigen 19-9〕 腫瘍マーカー。膵臓がん，胆道がんなどで高値を示す

シーエー（CA）50〔carbohydrate antigen 50〕 腫瘍マーカー。膵臓がん，胆嚢がん，胆管がんに用いる

シーエー（CA）54/61〔carbohydrate antigen 54/61〕 卵巣がんの腫瘍マーカー。CA546

シーエー（CA）72-4〔carbohydrate antigen 72-4〕 卵巣がん，乳がん，消化器がんの腫瘍マーカー

シーエー（CA）125〔carbohydrate antigen 125〕 卵巣がん，子宮がんの腫瘍マーカー

シーエー（CA）130〔carbohydrate antigen 130〕 卵巣がんの腫瘍マーカー

シーエー（CA）546 →CA（シーエー）54/61

シーエー（CA）602〔carbohydrate antigen 602〕 卵巣がんの腫瘍マーカー

ジェイアールエー（JRA）〔juvenile rheumatoid arthritis〕 若年性関節リウマチ

シーエイチ（CH）〔chronic hepatitis〕 慢性肝炎

ジーエイチ（GH）〔gestational hypertension〕 妊娠高血圧

ジーエイチ（GH）〔growth hormone〕 成長ホルモン

シーエイチイー（ChE）〔cholinesterase〕 コリンエステラーゼ

シーエイチイーアイ（ChEI）〔cholinesterase inhibitors〕 コリンエステラーゼ阻害薬

シーエイチエフ（CHF）〔congestive heart failure〕 うっ血性心不全

シーエイチエフ（CHF）〔chronic heart failure〕 慢性心不全

ジェイマット（JMAT）〔Japan Medical Association Team〕 日本医師会災害医療チーム

シーエージー（CAG）〔coronary angiogram〕 冠動脈造影。X線透過で冠動脈の状態を観察し，狭窄や閉塞の発見を目的とする。キャグ

シーエスエス（Css）→ステディステートコンセントレーション

シーエーティー（Cat）〔cataract〕 白内障。キャットとも

シーエーディー（CAD）〔coronary artery disease〕 冠状動脈疾患

ジーエーティー（GAT）〔galactosyltransferase associated with tumor〕 がん関連ガラクトース転移酵素。卵巣がんに特異性の高い腫瘍マーカー

ジェネリック医薬品 〔generic drug〕→後発医薬品

シーエーピー(CAP) 〔community-acquired pneumonia〕 市中肺炎。キャップとも

シーエービージー(CABG) 〔coronary artery bypass graft〕 冠動脈バイパス手術

シーエーピーディー(CAPD) 〔continuous ambulatory peritoneal dialysis〕 持続携行式腹膜透析

シーエフ(CF) 〔colonofiberscopy〕 大腸内視鏡検査

ジーエフアール(GFR) 〔glomerular filtration rate〕 糸球体濾過量

シーエフエス(CFS) 〔chronic fatigue syndrome〕 慢性疲労症候群

シーエム(CM) 〔cardiomyopathy〕 心筋症

シーエムエル(CML) 〔chronic myelocytic leukemia(chronic mylogenous leukemia)〕 慢性骨髄性白血病

シーエムディー(CMD) 〔congenital muscular dystrophy〕 先天性筋ジストロフィー症

ジーエムピー(GMP) 〔Good Manufacturing Practice〕 医薬品及び医薬部外品の製造管理及び品質管理の基準

シーエル(CL) 〔clearance〕 クリアランス。total body clearance

シーエル(Cl) 〔chloride〕 クロール

シーエルアール(CL_R) 〔renal clearance〕 腎クリアランス

シーエルエイチ(CL_H) 〔hepatic clearance〕 肝クリアランス

シーエルエスアイ(CLSI) 〔Clinical and Laboratory Stan-

シーエルエル (CLL) 〔chronic lymphocytic leukemia (chronic lymphogenous leukemia)〕 慢性リンパ性白血病

シーエルシーアール (CLcr, CLCR) CCR。→クレアチニンクリアランス

ジーエルピー (GLP) 〔Good Laboratory Practice〕 医薬品の安全性に関する非臨床試験の実施の基準

ジーエルピーワン (GLP-1) 〔glucagon-like peptide-1 receptor agonists〕 GLP-1受容体作動薬

ジーエルユー (GLU) 〔glucose〕 血糖値

シーオーアイ (COI) 〔conflict of interest〕 外部との経済的な利益関係により公的研究で必要とされる「公正」かつ「適正」な判断が損なわれる，または損なわれるのではないかと第三者から懸念が表明されかねない事態のこと。利益相反

シーオーピーディー (COPD) 〔chronic obstructive pulmonary disease〕 慢性閉塞性肺疾患

時間依存性抗菌薬 β-ラクタム系抗菌薬などが該当。効果を最大化したい場合，血液中の薬物濃度を高くするのではなく「MIC（最小発育阻止濃度）以上の血液中濃度をどれだけの時間で維持させるか」が重要となる

時間薬理学 投薬のタイミングを考慮して効果を最大に，また副作用を最小にすることにより医薬品適正使用の向上を指向した学問

ジーキューピー (GQP) 〔Good Quality Practice〕 医薬品，医薬部外品，化粧品及び再生医療等製品の品質管理の基準

シーケー (CK) 〔creatine kinase〕 クレアチンキナーゼ（ク

レアチンホスホキナーゼ）。CPK

シーケーディー（CKD） 〔chronic kidney disease〕 慢性腎臓病

シーシーアール（Ccr） CLcr，CLCR。→クレアチニンクリアランス

シージェイディー（CJD） 〔Creutzfeldt-Jakob disease〕 クロイツフェルト-ヤコブ病

ジーシーエス（GCS） 〔glasgow coma scale〕 グラスゴーコーマスケール。意識レベルの評価指標

ジーシーエスエフ（G-CSF） 〔granulocyte-colony stimulating factor〕 顆粒球コロニー刺激因子

シージーエヌ（CGN） 〔chronic glomerulonephritis〕 慢性糸球体腎炎

シーシービー（CCB） 〔calcium channel blockers〕 カルシウム拮抗薬

シーシーピー（CCP） 〔chronic cor pulmonale〕 慢性肺性心

市場価格 財やサービスが実際に市場で取引されている価格

市場実勢価格 医療機関や薬局に対する実際の販売価格

支持療法 がんそのものに伴う症状や治療による副作用に対する予防策，また，症状を軽減させるための治療

シス シスプラチン

システマティック・レビュー 〔systematic review〕 文献をくまなく調査し，ランダム化比較試験（RCT）のような質の高い研究のデータを，出版バイアスのようなデータの偏りを

限りなく除き，分析を行うこと。系統的レビュー

ジスト（GIST）〔gastrointestinal stromal tumor〕消化管間質腫瘍

耳朶 耳たぶ

失禁 大小便を抑制できずにもらすこと。粗相，おもらし

失語 言葉を忘れ，また正しく言えないこと。脳の言語を司る領域の病変で，言語象徴の表出もしくは了解が障害された状態

実証的臨床試験 →第Ⅲ相試験

実勢価格調査 →薬価調査

質調整生存年 生活の質（QOL）を表す効用値で重みづけした生存期間。QALY（クオーリー）

シップ（CYP） 代謝酵素。細菌から植物，哺乳動物に至るまでのほとんどすべての生物に存在する，分子量約 45,000 から 60,000 の酸化酵素で，異物（薬物）代謝においては主要な第一相反応の酵素。シトクロム P450

シーティー（CT）〔computerized tomography〕コンピューター断層撮影

シーティー（CT）〔calcitonin〕カルシトニン

シーディー（CD）〔Crohn's disease〕クローン病

シーディーアイエスシー（CDISC） 国際的な臨床研究データ交換基準を提供している NPO 法人。Clinical Data Interchange Standard Consortium

ジーディーエム（GDM）〔gestational diabetes mellitus〕妊娠糖尿病

シーディーケー（CDK）4 〔cyclin-dependent kinase 4〕 サイクリン依存性キナーゼ4。細胞周期に関与。CDK4/6阻害薬が乳がんの治療薬として存在する

シーティーシーエーイー（CTCAE） 〔Common Terminology Criteria for Adverse Events〕 臨床試験を実施する際に発生する有害事象を適切に評価・集計する規準の一つ

指定第2類医薬品 第2類医薬品のうち，特別の注意を要するものとして厚生労働大臣が指定するもの

ジーティーティー（GTT） 〔glucose tolerance test〕 ブドウ糖負荷試験

自動体外式除細動器 → AED（エーイーディー）

シトクロムP450 → CYP（シップ）

シバリング 〔shivering〕 熱の出始めに寒気がして体が震える状態。身震いすること。戦慄

市販直後調査 新医薬品の特性に応じ，販売開始から6カ月間について，特に注意深い使用を促し，重篤な副作用が発生した場合の情報収集体制を強化して行う調査

シーピー（CP） 〔cor pulmonale〕 肺性心

シーピー（CP） 〔clinical pathway〕 クリニカルパス（クリティカルパス）。パス

シーピー（Cp） 血中濃度

シーピーアール（CPR） 〔cardiopulmonary resuscitation〕 心肺蘇生

シーピーアール（CPR） 〔connecting peptide immunoreactivity〕 C-ペプチド

シーピーエー (CPA) 〔cardiopulmonary arrest〕 心肺停止

ジービーエス (GBS) 〔Guillain-Barré syndrome〕 ギラン・バレー症候群

ジーピーエス (GPs) 〔glycopeptides〕 グリコペプチド系抗菌薬

シーピーエスエス (Cpss) →ステディステートコンセントレーション

ジーピーエスピー (GPSP) 〔Good Post-Marketing Study Practice〕 医薬品製造販売後の調査及び試験の実施の基準

シーピーケー (CPK) 〔creatine phosphokinase〕 クレアチンキナーゼ。→CK (シーケー)

シーピージー (CPG) 診療ガイドライン，治療ガイドライン。clinical practice guidelines (クリニカルプラクティスガイドライン)

シーピーディー (CBD) 〔corticobasal degeneration〕 大脳皮質基底核変性症

シーブイ (CV) 〔central vein〕 中心静脈

シーブイエー (CVA) 〔cerebral vascular accident〕 脳血管障害。CVAD

ジーブイエイチディー (GVHD) 〔graft versus host disease〕 移植片対宿主病

シーブイエーディー (CVAD) →CVA (シーブイエー)

ジーブイピー (GVP) 〔Good Vigilance Practice〕 医薬品，医薬部外品，化粧品，医療機器及び再生医療等製品の製造販売後安全管理の基準

シフラ（CYFRA）〔cytokeratin-19 fragments〕 サイトケラチン 19 フラグメント。非小細胞肺がんの腫瘍マーカー

シーマックス（C_{max}）〔maximal blood concentration〕 最高血中濃度

シーミック（cMYC）〔c-MYC proto-oncogene〕 バーキットリンパ腫の発症に関与するがん遺伝子

社会的弱者 雇用・就学の機会や人種・宗教・国籍・性別の違い，あるいは疾患などによって，所得・身体能力・発言力などが制限され，社会的に不利な立場にある人

遮断薬 拮抗薬，阻害薬。→アンタゴニスト

シャント〔shunt〕 血液の側路。血液が，本来通るべき血管とは別のルートを流れる状態

ジュスティ-ヘイトン（Giusti-Hayton）法 腎機能低下時における腎排泄型薬剤の減量法の一つ。
投与補正係数（R）＝ 1 －尿中排泄率×（1 －腎不全患者の CCr/120）
（CCr/120 の代わりに GFR/100 の代入可）

シュメルツ〔Schmerz（独）〕 痛み，疼痛

使用成績調査 日常診療において，医薬品を使用する患者の条件を定めることなく，副作用による疾病等の種類別の発現状況並びに品質，有効性および安全性に関する情報その他の適正使用情報の把握のために行う調査

焦燥 いらだちあせること

睫毛（しょうもう） まつげ

処方箋医薬品 医師等からの処方箋の交付を受けた者以外の者に対して，正当な理由なく，販売を行ってはならない医薬品

シロップ (Syr.) 〔syrup〕 シロップ剤

新医薬品 既承認の医薬品と有効成分，用法，用量，効能，効果等が明らかに異なる医薬品として，厚生労働大臣がその製造（輸入）を承認したもの

シンカテ 心臓カテーテル法

シングルブラインド (single blind) 医師は治験薬の中身を知っているが，被験者は治験薬の中身を知らない場合をいう。単盲検試験

腎血流量 → QR（キューアール）

新 GCP 医薬品の臨床試験の実施の基準。1997 年 3 月 27 日に厚生省（現厚生労働省）が出した省令（厚生省令第 28 号・1997 年 4 月 1 日施行）

シンチ シンチグラフィ。放射性医薬品(RI, ラジオアイソトープ) を使った画像診断法の一つ

真のエンドポイント 臨床試験における治療行為で本来求めたいアウトカムである死亡率の低下，疾患の発症率の低下，QOL の向上，副作用の低減などの評価項目

真のプラセボ反応 一般に観察するプラセボ効果は，非薬物投与時の自然変動・治癒（N）と服薬という行為を含めた治療を受けることに伴う影響（P）の総和であり，この際の P が「真のプラセボ反応」

診療報酬 保険医療機関および保険薬局が保険医療サービスに対する対価として保険者から受け取る報酬で厚生労働大臣が中央社会保険医療協議会（中医協）の議論を踏まえ決定する（1 点 10 円）

診療報酬制度 医療保険制度による医療行為等の対価として計

算される報酬を決定する制度

診療報酬点数表 医科診療報酬点数表，歯科診療報酬点数表，調剤報酬点数表があり，その算定のためのルールが定められている

ス

スイッチOTC薬 〔switch OTC drug〕 医療用医薬品として用いられていた有効成分を一般用医薬品として使用できるようにスイッチ（切り替え）したもの

スイッチ直後品目 医療用医薬品から一般用医薬品に転用（スイッチ）された直後で，一般用医薬品として，リスクが確定していない医薬品。必ず薬剤師が対面で販売し，情報の提供や薬学的知見に基づく指導（対面販売）が必須

スタブ（Stab） 〔stab cell〕 桿状核球。Band，バンド

ステディステートコンセントレーション 〔steady-state plasma concentration〕 定常状態の血中濃度。Css，Cpss

ステミ ST上昇心筋梗塞。→STEMI（エスティーイーエムアイ）

ステる（ステルベン） 〔sterben（独）〕 死亡すること

ステント 〔stent〕 血管や消化管等の管腔を内側から広げる医療機器

ストマ（ストーマ） 〔stoma〕 人工肛門，人工膀胱。便や尿を排泄するため，腹壁に設けられた排泄口のこと

スパズム 〔spasm〕 動脈の血管が発作的に痙攣して，狭窄や閉塞を起こすこと。血管攣縮

ズブアラ 〔🔤 subarachnoidal hemorrhage〕 くも膜下出血・血腫

ズブクタン 〔Subkutan（独）〕 皮下

スムーズンド（Smoothened）ホモログ →SMO（エスエムオー）

セ

性差 ヒトにおける男性と女性（動物の雌雄）の性別的な差異

精神病床 病院の病床のうち，精神疾患を有する者を入院させるためのもの

製造販売後調査 医薬品が臨床試験後に承認されて，販売された後に行われる調査

製造販売後臨床試験 →第Ⅳ相試験

生体時計 生物に備わっている時間測定機構。本来は約25時間周期であるが，外部環境（朝の光が重要）によりリセットされ，24時間周期とのずれを修正していると考えられる

生体リズム 生物が，時間（概日リズム），光，年の季節などにより周期的に生活が影響されること

製品情報概要 →医療用医薬品製品情報概要

生物学的製剤 体の免疫機能にかかわるサイトカインに，直接働きかける注射薬。感染症の予防に使用されるワクチンや血液製剤など

生物学的利用率 →バイオアベイラビリティ

生物由来製品感染等被害救済制度 独立行政法人医薬品医療機器総合機構法に基づく，医薬品による健康被害の救済制度の

一つ

世界保健機関（世界保健機構） → WHO（ダブリューエイチオー）

セカンドオピニオン 現在の自分の病状や治療方針について，主治医以外の医師の意見を求めること

赤沈 血沈。→ ESR（イーエスアール）

セグ（Seg） 〔🔖 segmented cell〕分葉核球

ゼク 〔🔖 Sektion（独）〕解剖，剖検，病理解剖

ゼットエヌ（Zn） 〔zinc〕亜鉛

セデーション 〔sedation〕鎮静

セプシス（sepsis） 敗血症

セルフケア 自己管理：医療機関など他者からの援助を得ずに，自分自身で行う心身のケア。個人が自立的に生命や健康生活を守ろうと行うすべての活動を指す。具体的な例としてはウォーキング，ストレッチ，食事療法など

セルフメディケーション 国民1人ひとりが健康管理に高い関心をもち，自分自身で健康の維持・増進，病気の予防・治療にあたること

前期高齢者医療制度 65〜74歳の方を対象とした，被用者保険（健康保険組合等），国民健康保険間の医療費負担を調整するための制度

潜血 肉眼では見えないが，化学的検査によってわかるごく微量の出血。尿や便に微量の血液が混じっている状態

全身作用 薬が吸収された後に，血液中に入って全身をめぐり，作用する場所に届けられて発現する作用

先発医薬品 新しい成分の有効性・安全性が確認された後、国の承認を受けて発売された医薬品

喘鳴（ぜんめい） 呼吸に際し、気道狭窄等によって発する「ゼイゼイ」「ヒューヒュー」といった音

せん妄 意識障害が起こり、頭が混乱した状態になっている状態。意識混濁に加えて、幻覚や錯覚がみられるような状態

ソ

相対危険度（相対リスク） 曝露群の罹患率を非曝露群の罹患率で割った値。（危険因子の曝露による疾病発生のリスクの比）。RR

創薬 新薬は、10年以上の年月を費し、基礎研究、非臨床試験、臨床試験（治験）の過程を経て有効性と安全性が検討される。そして医薬品医療機器総合機構で審査を受け、厚生労働省で承認を得て初めて患者に使える薬が誕生する。この薬の誕生までを薬を創るという意味で創薬とよぶ

阻害薬 拮抗薬、遮断薬。→アンタゴニスト

即時型アレルギー →Ⅰ型アレルギー

塞栓 血管をふさぐ不溶物。また、血管からはがれた血栓の一部や血管外から侵入した異物が血管を閉塞させること。栓子、栓塞

鼠蹊部（そけいぶ） 股のつけ根

粗相（そそう） →失禁

側管 主管を通して横からつなげる注射（点滴）ルート

タ

第一号被保険者 介護保険において，65歳以上の高齢者

第1指 親指

第1類医薬品 その副作用等により日常生活に支障を来す程度の健康被害を生ずるおそれがある医薬品であって，その使用に関し特に注意が必要なものとして厚生労働大臣が指定するもの

第1種向精神薬 乱用の危険性と治療上の有用性により，第1種向精神薬，第2種向精神薬，第3種向精神薬の3種類に分類され，第1種向精神薬にはメチルフェニデートなどが指定されている

第Ⅰ相試験 最初の段階の臨床試験，健康な成人ボランティア（健常人，通常は男性）を対象として，主に治験薬の安全性および薬物の体内動態について確認するための試験。フェーズ1（Phase 1），臨床薬理試験

体位ドレナージ 〔postural drainage〕 肺の分泌物（痰など）を吐き出しやすくするために，体を一定の角度に傾けるなどして，排液を促す措置のこと

退院時共同指導料 地域において当該患者の退院後の在宅療養を担う保険医療機関の保険医または当該保険医の指示を受けた看護師等が，当該患者が入院している保険医療機関で，患者の同意を得て，退院後の在宅療養上必要な説明および指導を，入院中の保険医療機関の保険医または看護師等と共同して行ったうえで，文書により情報提供した場合に，当該入院中1回に限り，退院後の在宅療養を担う保険医療機関において算定できるもの

退院後療養計画書 退院後に必要な保健医療サービスまたは，福祉サービスに関する事項を記載した書面（病院または診療所の管理者は作成，交付および適切な説明が行われるよう努めなければならない：医療法6条の4）

退院時薬剤情報管理指導料 医薬品の副作用や相互作用，重複投薬を防止するため，入院時に，薬剤服用歴や持参薬等（医薬部外品，健康食品等を含む）を確認し，入院中の使用薬剤の名称等を，患者の薬剤服用歴が経時的に管理できる手帳に記載したうえで，患者の退院に際して当該患者またはその家族等に対して，退院後の薬剤の服用等に関する必要な指導を行った場合に，退院の日1回に限り算定できるもの

第5指 小指

第3指 中指

第3種向精神薬 乱用の危険性と治療上の有用性により，第1種向精神薬，第2種向精神薬，第3種向精神薬の3種類に分類され，第3種向精神薬にはトリアゾラム，ブロチゾラム，ゾピクロン，エチゾラムなどが指定されている

第Ⅲ相試験 臨床試験第3番目の段階で多数の患者に対して薬剤を投与し，第Ⅱ相試験よりも詳細な情報を集め，実際の治療に近い形での効果と安全性を調べるための試験。フェーズ3 (Phase 3)，検証的臨床試験，実証的臨床試験

第3類医薬品 第1類および第2類以外の一般用医薬品

代替エンドポイント 短期間で評価できる合理的に臨床結果を予測しうる暫定的な評価。→サロゲートマーカー

体内時計 →生体時計

第二号被保険者 介護保険において，40〜64歳の者

第2指 人差し指

第2種向精神薬 乱用の危険性と治療上の有用性により，第1種向精神薬，第2種向精神薬，第3種向精神薬の3種類に分類され，第2種向精神薬にはフルニトラゼパム，ペンタゾシンなどが指定されている

第Ⅱ相試験 臨床試験第2番目の段階で，第Ⅰ相試験で安全性が確認された用量の範囲内で，同意を得た比較的少数の患者を対象とし，主に治験薬の安全性および有効性・用法・用量を調べるための試験。早期第Ⅱ相試験（Phase 2a）と後期第Ⅱ相試験（Phase 2b）とに分けてそれぞれを探索的臨床試験，実証臨床試験とすることもある。フェーズ2（Phase 2），探索的臨床試験

第2類医薬品 その副作用等により日常生活に支障を来す程度の健康被害を生ずるおそれがある医薬品であって厚生労働大臣が指定するもの（※第1類医薬品を除く）

タイムアバーブエムアイシー（time above MIC） 血中濃度がMIC（minimum inhibitory concentration）を超えている時間

対面販売 適正な使用のために薬剤師が対面して，情報の提供や薬学的知見に基づく指導を行い，販売すること

退薬症候 主に中枢神経系薬物を反復的に摂取し依存が形成されたときに，その薬物摂取を断つことにより現れる症状。離脱症候，禁断症状

代用マーカー →サロゲートマーカー

第4指 薬指

第Ⅳ相試験 承認・市販後に行われる臨床試験で，「製造販売

後臨床試験」ともよばれる。他の承認薬あるいは標準療法との比較試験として行われることが多い。フェーズ4（Phase 4）

ダイレクトOTC薬　医療用医薬品として承認された新規有効成分が，ダイレクトに（直接）一般用医薬品（OTC医薬品）として承認されたもの

タキる　〔tachycardia〕　頻脈

ダブリューエイチオー（WHO）　〔World Health Organization〕世界保健機関（世界保健機構とも）。健康を基本的人権の一つととらえ，その達成を目的として設立された国連の専門機関

ダブリュービーシー（WBC）　〔white blood cell count〕　白血球数。ワイセ，ロイコ

ダブリューピーダブリュー（WPW）　〔Wolff-Parkinson-White syndrome〕　ウォルフ・パーキンソン・ホワイト症候群

ダルム　〔Darm（独）〕　腸管

探索的臨床試験　→第Ⅱ相試験

蛋白結合率　→血漿蛋白結合率

単盲検試験　→ single blind（シングルブラインド）

チ

チアノーゼ　〔cyanosis〕　血液中の酸素が不足して，皮膚や粘膜が紫色，暗青色または暗藍色になること

地域包括ケアシステム　高齢者の尊厳の保持と自立生活の支援を目的に，可能なかぎり住み慣れた地域で，自分らしい暮らしを人生の最後まで続けることができるような，地域の包括

的な支援・サービス提供体制

地域包括支援センター　介護保険法において，地域住民の心身の健康の保持および生活の安定のために必要な援助を行うことにより，地域住民の保健医療の向上および福祉の増進を包括的に支援することを目的として，包括的支援事業等を地域において一体的に実施する役割を担う中核的機関

遅延型アレルギー　→Ⅳ型アレルギー

治験　「くすりの候補」を用いて国の承認を得るための成績を集める臨床試験のこと

治験コーディネーター　→CRC（シーアールシー）

治験施設支援機関　→SMO（エスエムオー）

治験責任医師　治験実施医療機関において治験の実施に関して責任を有し，治験に係る業務を統括する医師または歯科医師

治験薬　治験において被験薬（未承認の開発中の薬剤で，治験の目的となる薬剤）または対照薬　として用いられる有効成分を含む製剤またはプラセボ

中央社会保険医療協議会（中医協）　健康保険制度や診療報酬の改定などについて審議する厚生労働相の諮問機関

チョコ　チョコレート嚢胞

治療必要数　→NNT（エヌエヌティー）

ツ

ツッカー　〔Zucker（独）〕　ブドウ糖

ツモール　〔Tumor（独）〕　腫瘍

ツルゴール　〔Turgor（独）〕　皮膚に張り（緊張）がある状態

テ

ディーアイ (DI) 〔diabetes insipidus〕 尿崩症

ティーアイエー (TIA) 〔transient ischemic attack〕 一過性脳虚血発作

ディーアイシー (DIC) 〔disseminated intravascular coagulation〕 播種性血管内凝固症候群

ティーアイディー (TID, t.i.d.) 〔ter in die（ラテン）〕 1日3回

ティーアイビーシー (TIBC) 〔total iron binding capacity〕 総鉄結合能

ディーアイブイ (DIV) 〔drip infusion of vein〕 点滴静脈注射

ティーアールエーシーピーファイブビー (TRACP-5b) 〔tartrate-resistant acid phosphatase-5b〕 酒石酸抵抗性酸ホスファターゼ。骨吸収マーカー

ティーイーエル (TEL) 〔translocation ets leukemia〕 血管新生や骨髄造血に関与する遺伝子。変異により白血病の発症に関与する

ティーエー (TA) 〔tricuspid atresia〕 三尖弁閉鎖症

ティーエーエー (TAA) 〔thoracic aortic aneurysm〕 胸部大動脈瘤

ティーエーオー (TAO) 〔thromboangiitis obliterans〕 閉塞性血栓血管炎

ティーエスエイチ (TSH) 〔thyroid stimulating hormone〕 甲状腺刺激ホルモン

ティーエスエイビー (TSAb) 〔thyroid stimulating antibody〕
TSH 刺激性レセプター抗体。甲状腺刺激抗体

ディーエヌアール (DNR) 〔do not resuscitate, do not attempt resuscitation〕
蘇生の可能性が低い状況の場合，延命処置を行わないこと

ディーエヌエー (DNA) チップ (マイクロアレイ)
検体の遺伝子発現量の変化を解析するために，多数の DNA 断片を樹脂やガラス等の基板上に高密度に配置した分析ツールのこと

ディーエーピーティー (DAPT) 〔dual anti-platelet therapy〕
2 剤併用抗血小板療法

ディーエム (DM) 〔diabetes mellitus〕 糖尿病

ディーエム (DM) 〔data manager〕
治験・臨床研究におけるデータマネジメント業務に携わる者。データマネージャー

ディーエム (DM) 〔dermatomyositis〕 皮膚筋炎

ディーエムディー (DMD) 〔Duchenne muscular dystrophy〕
Duchenne（デュシェンヌ）型筋ジストロフィー

ティーエルエス (TLS) 〔tumor lysis syndrome〕 腫瘍崩壊症候群

ディーエルビー (DLB) 〔dementia with Lewy bodies〕
レビー小体型認知症

ディーオーエー (DOA) 〔dead on arrival〕 到着時心肺停止

定期的安全性最新報告書 → PSUR（ピーエスユーアール）

定期予防接種等健康被害救済制度
法定予防接種を受けたことによる健康被害に対して，医療費等を給付する制度

デイケア 施設で医師の指導のもと，資格をもったスタッフが指導する「機能の回復」を目的としたリハビリテーション

ティーケーアイ (TKI) 〔tyrosine kinase inhibitors〕 チロシンキナーゼ阻害薬

ディーケーエー (DKA) 〔diabetic ketoacidosis〕 糖尿病ケトアシドーシス

デイサービス 施設で受けられる，入浴など生活の身の周りの世話に関するサービス

ティーシー (TC) 〔total cholesterol〕 総コレステロール

ティージー (TG) 〔triglyceride〕 中性脂肪

ディーシーアイ (DCI) 〔decarboxylase inhibitor〕 ドーパ脱炭酸酵素阻害薬

ティーシーエス (TCs) 〔tetracyclines〕 テトラサイクリン系抗菌薬

ティージーエービー (Tg-Ab) 〔anti thyroglobulin antibody〕 抗サイログロブリン抗体

ディーシーエム (DCM) 〔dilated cardiomyopathy〕 拡張型心筋症

定常状態血中濃度 →ステディステートコンセントレーション

ティースリー (T_3) 〔triiodothyronine〕 トリヨードサイロニン

ディッパー (dipper) 型高血圧 Dipping 現象（正常人の血圧が夜間低下する現象）がある高血圧

ディッピング (dipping) 現象 正常人の血圧は，昼間に比べ夜間睡眠中には 10 ～ 20% 低下し，午前 3 時ごろに最低となっ

たのち，覚醒に先駆け早朝から午前中にかけて上昇する．この夜間の血圧低下を dipping 現象とよぶ

ティーディー（TD）〔Tage Dosen（独）〕 〜日分

ティーディー50（TD50）〔toxic dose 50〕 50%中毒量

ディーディーエス（DDS）〔drug delivery system〕 薬物送達システム．ドラッグデリバリーシステム

ティーティーピー（TTP）〔thrombotic thrombocytopenic purpura〕 血栓性血小板減少性紫斑病

ティーディーピー（TdP）〔torsade de pointes（仏）〕 倒錯型心室頻拍．トルサードドポアンツ

ディトウ（ditto） 同じ →Do（ドゥー）

ティーハーフ（$t_{1/2}$） 生物学的半減期

ティービー（TB）〔tuberculosis〕 結核．テーベー

ティーピー（TP）〔total protein〕 総蛋白

ディーピーアイ（DPI）〔dry powder inhaler〕 ドライパウダーインヘラー

ティーピーエー（TPA）〔tissue polypeptide antigen〕 組織ポリペプチド抗原．さまざまながんにおいて高値を示す．がんの増殖活性を反映する

ディーピーエー（DPA）〔dopamine partial agonists〕 ドパミン受容体部分アゴニスト

ティーピーエヌ（TPN）〔total parenteral nutrition〕 完全静脈栄養法．中心静脈栄養法，高カロリー輸液法とも

ティーピーオーエービー（TPO-Ab）〔anti TPO antibody〕 抗甲状腺ペルオキシダーゼ抗体

ディーピーシー（DPC）制度〔diagnosis procedure combination〕 急性期入院医療を対象とした診療報酬の包括評価制度。DPC/PDPS

ディーピーシー / ピーディーピーエス（DPC/PDPS） → DPC制度

ディービーティー（DBT）〔double blind test〕 プラセボ効果を除去するために，医者にも患者にも，どちらが薬効のある「被検薬」で，どちらが薬効のない「プラセボ」であるか，わからないようにして治験を進める方法。二重盲検比較試験

ディーピーディー（DPD）〔deoxypyridinoline〕 デオキシピリジノリン。骨吸収マーカーの一つ

ディーピービー（DPB）〔diffuse panbronchiolitis〕 びまん性汎細気管支炎

ティービル（T-Bil）〔total bilirubin〕 総ビリルビン

ディービル（D-Bil）〔direct bilirubin〕 直接ビリルビン

ディーピーワイアール（Dpyr）〔deoxypyridinoline〕 デオキシピリジノリン。骨転移診断のために用いる

ディーブイティー（DVT）〔deep venous thrombosis〕 深部静脈血栓

ティーフォー（T$_4$）〔thyroxine〕 総サイロキシン

ディーマーズ（DMARDs）〔disease modified anti-rheumatic-drugs〕 疾患修飾性抗リウマチ薬

ディーマット（DMAT）〔disaster medical assistance team〕 災害派遣医療チーム

ディメンツ〔Ⓖ Dementia（独）〕 →デメンツ

ディーユー（DU）〔duodenal ulcer〕 十二指腸潰瘍

データマネージャー →DM（ディーエム）

テーハー（Th）〔🇩 thoracic spine〕 胸椎

テーパリング（tapering） （薬剤などを）徐々に減量すること

デブリードマン（デブリ）〔🇩 débridement（仏）〕 創面を切除することで，感染，壊死組織を除去し創を清浄化させ他の組織への影響を防ぐ外科処置のこと

テーベー〔🇩 tuberculosis〕 結核。TB（ティービー）

デメンツ〔🇩 Dementia（独）〕 痴呆，認知症。ディメンツ

デュパン2（DUPAN-2） 膵がん関連糖蛋白抗原。膵がん，肝・胆道がんの腫瘍マーカー

デュンダルム〔Dünndarm（独）〕 小腸

テーラーメイド医療 →オーダーメイド医療

デルマ〔🇩 Dermatologie（独）〕 皮膚（科）

テン（TEN）〔toxic epidermal necrolysis〕 中毒性表皮壊死症

ト

ドゥー（Do）〔ditto（伊）〕 同じ

統一名収載方式 薬価収載には「統一名収載方式」と「銘柄別収載方式」がある。「統一名収載方式」は局方品やワクチンなど，一般名で収載する方式であり，「銘柄別収載方式」は，医薬品の銘柄（販売名）ごとに薬価を収載する方式

ドゥルーゼ 〔lymphatische Drüse（独）〕 リンパ腺，リンパ節

登録販売者 一般用医薬品のうち，第2類・第3類医薬品の販売の販売ができる資格

トキシコロジー（toxicology） 毒物学

毒性試験 ヒトで初めて投与する量に関する情報，安全な投与期間に関する情報，薬物の生理学的ならびに毒性的作用の特徴に関する情報を得ることを目的とした試験

特定保険医療材料 保険医療材料は通常，手技料等に含まれており算定できないが，特定保険医療材料は，別に算定ができるとして特定されたもの

特定機能病院 高度の医療の提供，高度の医療技術の開発及び高度の医療に関する研修を実施する能力等を備えた病院として，1992年の医療法改正で創設（厚生労働大臣が個別に承認）。（2016年9月1日現在84施設）

特定毒物 毒物のうち毒性が極めて強く，広く一般に使用されて危害発生のおそれが著しい物質

特定薬剤管理指導加算 薬剤服用歴管理指導料の算定要件に加え，患者またはその家族等に当該薬剤が特に安全管理が必要な医薬品である旨を伝え，当該薬剤についてこれまでの指導内容等も踏まえ適切な指導を行った場合に算定できるもの

特定薬剤治療管理料 ジギタリス製剤または抗てんかん薬を投与している患者，免疫抑制薬を投与している臓器移植後の患者，その他別に厚生労働大臣が定める患者に対して，薬物血中濃度を測定して計画的な治療管理を行った場合に算定できるもの

毒物 毒物および劇物取締法により規定される物質，誤飲した場合の致死量が2g程度以下のもので，具体的には青酸カリや青酸ソーダ等の無機シアン化合物，水銀化合物，アジ化ナトリウム，ベンゼンチオールなど

毒物劇物取扱責任者 毒物または劇物の製造業，輸入業及び販売業において，毒物や劇物の貯蔵設備の管理や事故時の措置等が可能な資格

毒薬 医薬品医療機器等法によって，毒性が強いものとして，厚生労働大臣が指定する医薬品

トコ 〔Tokologie（独）〕 産科

トータルクリアランス（CLtot） 全身クリアランス。CL（total body clearance）

トータルコレステロール（TC） 〔total cholesterol〕 総コレステロール

トータルビリルビン（T-Bil） 〔total bilirubin〕 総ビリルビン

トータルピーワンエヌピー（Total P1NP） 〔type I procollagen N-terminal propeptide, total〕 トータルI型プロコラーゲン-N-プロペプチド骨形成マーカー

トータルプロテイン（TP） 〔total protein〕 総蛋白

ドラッグ・ラグ 海外で標準的に使用されている医薬品が国内では使用できない（未承認の）状態

ドラッグデリバリーシステム →DDS（ディーディーエス）

トラフ値 薬物を反復投与したときの定常状態における最低血中薬物濃度

トランスポーター 輸送担体

トランスレーショナルリサーチ 医療におけるトランスレーショナルリサーチとは，新しい医療を開発し，臨床の場で試用してその有効性と安全性を確認し，日常医療へ応用していくまでの一連の研究過程

トリアージ 大事故や大規模災害などで発生した多数の負傷者を重症度と緊急度によって分類し，治療や搬送の優先順位を決めること

トリグリセリド (TG) 〔triglyceride〕 中性脂肪

トルサードドポアンツ (torsades de pointes) → TdP（ティーディーピー）

ドレッシング材 傷を保護するために巻く，あるいは覆うもの。包帯，ガーゼ，ポリウレタンフィルム，ハイドロポリマー等

ドレナージ 〔drainage〕 体内に貯留した膿瘍や血液，滲出液などを体外に排出させること

ドレーン 〔drain〕 導管，排液管

トロンボ 血小板。→プレート

ナ

内旋（ないせん） 上腕や大腿を，位置を変えずに，体の内側に向かって回転させる動き

内転 上肢や下肢を体の正中線に近づける動き

ナウゼア 〔nausea〕 吐気，悪心

ナッサ (NaSSA) 〔noradrenergic and specific serotonergic antidepressants〕 ノルアドレナリン作動性・特異的セロトニン作動性薬

ナード (NERD) 〔non-erosive reflux disease〕 非びらん性胃食道逆流症

難病 原因不明で治療方針が未確定である疾患。厚生労働省が指定する特定疾患治療研究事業の対象疾患を指すこともある

ニ

Ⅱ型アレルギー 細胞毒性型または細胞融解型アレルギー。自己の細胞成分に対する抗体が標的細胞に結合し、補体により標的細胞を溶解させたり、あるいは抗体依存的なキラー細胞の働きにより標的細胞の障害（ADCC）を起こす反応。細胞毒性型アレルギー、細胞融解型アレルギー

二重盲検比較試験 → DBT（ディービーティー）

入院基本料 基本的な入院医療の体制を、医学的管理、看護、寝具類等を所定点数の中で包括的に評価したもの。医療機関に入院した場合に、入院基本料（もしくは特定入院料）が算定される

入院治療計画書 患者の診療を担当する医師または歯科医師は、医療法第六条の四第一項の規定により、入院した日から起算して7日以内に同項に規定する書面（入院治療計画書）を作成し、当該患者またはその家族に対し当該書面を交付して適切な説明を行わなければならない

ニュート (Neut) 〔Neutrophil（独）〕 好中球。ノイトロとも

ニューロ 〔Neurologie（独）〕 神経内科

尿中未変化体排泄率 静脈内投与した際に未変化体のまま尿中へ排泄される割合。Ae

尿閉 膀胱内に貯留された尿を排泄できない症状。腎臓で尿は作られるものの、排泄機能の問題によって体外に尿が排泄されないこと

ニーレ 〔Niere（独）〕 腎臓

ネ

ネクローシス 〔necrosis〕 壊死

熱傷 やけど

熱発 体温が平常より高くなること

ネーベン 〔🔠 neben（独）〕 研修医

ノ

ノアック（NOAC） 〔novel oral anticoagulants〕 新規経口抗凝固薬

ノイトロ 〔🔠 Neutrophil（独）〕 好中球。Neut（ニュート）とも

濃度依存性抗菌薬 ニューキノロン系抗菌薬などが濃度依存性に該当する。血液中の薬物濃度が高いほど強い殺菌作用が得られる。副作用が出ないようにして1回の投与量を最大にして、投与回数を減らすことが重要

ノンステミ 非ST上昇心筋梗塞。→NSTEMI（エヌエスティーイーエムアイ）

ノンディッパー（non-dipper）型高血圧 Dipping現象（正常人の血圧が夜間低下する現象）がない高血圧

ハ

バイオアベイラビリティ（bioavailability） 生物学的利用率。投与された薬物（製剤）が、どれだけ全身循環血中に到達し作用するかの指標。生物学的利用率、F

バイオイクイバレンス（bioequivalence） 生物学的同等性。BE

バイオ医薬品 有効成分が蛋白質由来（成長ホルモン、インスリン、抗体など）、生物由来の物質（細胞、ウイルス、バクテリアなど）により産生される医薬品。化学合成の低分子医薬品に比べて、分子が大きく、構造が複雑

バイオケミカルモジュレーション（biochemical modulation） 抗がん薬（effector）にある薬剤（modulator）を併用し、抗がん薬の薬理的動態を変化させ、効果を特異的に増強したり、毒性を特異的に軽減したりすること。生化学的調節法

バイオ後続品（バイオシミラー） バイオテクノロジー応用医薬品（先行バイオ医薬品）と同等／同質の品質、安全性および有効性を有する医薬品。分子構造が複雑で、同一性を示すのが困難なため、品質、安全性、有効性において、先行バイオ医薬品（新薬）との同等性／同質性の検証（臨床試験含む）が必須

バイタル（サイン）〔vital signs〕 生命徴候。心拍数・呼吸（数）・血圧・体温の4項目、または意識を加えた5項目。VS

配置販売業 一般薬を配置により販売または授与する業務

ハウト〔Haut（独）〕 皮膚

パクリ パクリタキセル（PTX）

跛行（はこう） 外傷，奇形，その他の疾患により正常な歩行ができない状態。片足をひきずっていくこと

バス（VAS） 〔visual analog scale〕 視覚的アナログ評価法 疼痛や感情の強度を評価する際に用いる手法

パス → CP（シーピー）

バゾ（Baso） 〔🔲 basophil〕 好塩基球

ハーツー（HER2） 〔human epidermal growth factor receptor 2〕 ヒト上皮細胞成長因子受容体2型。→ ERBB2（アーブビーツー）

ハップ（HAP） 〔hospital acquired pneumonia〕 院内肺炎

パフォーマンスステータス → PS（ピーエス）

ハーベー（Hb） 〔hemoglobin〕 ヘモグロビン

バリックス 〔varix〕 静脈瘤

パルス 〔Puls（独）〕 脈

ハルン 〔Harn（独）〕 尿

バルーン 膀胱留置用カテーテル

ハーワン（HER1） 〔human epidermal growth factor receptor 1〕 ヒト上皮細胞成長因子受容体1型。→ ERBB1（アーブビーワン）

バンド（Band） 桿状核球。→ Stab（スタブ）

ヒ

ピー（P） 〔pulse〕 脈拍

ピー（P） 精神科。→プシコ

ピー（P）〔inorganic phosphorus〕 無機リン

ピーアイ（PI）〔protease inhibitors〕 プロテアーゼ阻害薬

ピーアイイー（PIE）〔pulmonary infiltration with eosinophilia（syndrome）〕 好酸球増多性肺浸潤（症候群）

ピーアイエイチ（PIH）〔pregnancy induced hypertension〕 妊娠高血圧症候群

ピーアイディー（BID, b.i.d.）〔bis in die（ラテン）〕 1日2回

ピーアイディー（PID）〔pelvic inflammatory disease〕 骨盤内炎症性疾患

ピーアール（PR）〔partial response〕 部分寛解

ピーアールエー（PRA）〔plasma renin activity〕 血漿レニン活性

ピーアールエル（PRL）〔prolactin〕 プロラクチン

ピーアールシー（PRC）〔plasma renin concentration〕 血漿レニン濃度

ピーアールスリーアンカ（PR3-ANCA）〔proteinase-3 anti-neutrophil cytoplasmic antibody〕 抗好中球細胞質抗体。C-ANCA

ピーアンカ（P-ANCA）〔perinuclear antineutrophil cytoplasm autoantibody〕 抗好中球細胞質ミエロペルオキシダーゼ抗体。MPO-ANCA

ビーイー（BE）〔bioequivalence〕 生物学的同等性

ビーイー（BE）〔bacterial endocarditis〕 細菌性心内膜炎

ビーイー (BE) 〔bronchiectasis〕 気管支拡張症

ビーイー (PE) 〔pulmonary embolism〕 肺塞栓症

ビーイー (PE) 〔pulmonary emphysema〕 肺気腫症

ピーイーディー (PED) 〔pediatrics〕 小児科。→キント

ビーエー (BA) 〔bronchial asthma〕 気管支喘息

ピーエー (PA) 〔pernicious anemia〕 悪性貧血

ピーエーイー (PAE) 〔postantibiotic effect〕 抗菌薬が微生物に短時間接触した後に持続してみられる増殖抑制効果

ピーエイチ (PH) 〔pulmonary hypertension〕 肺高血圧

ピーエーエフ (PAF) 〔paroxysmal atrial fibrillation〕 発作性心房細動

ピーエーオーツー (PaO$_2$) 〔arterial O$_2$ pressure〕 動脈血酸素分圧

ピーエーシーオーツー (PaCO$_2$) 〔arterial CO$_2$ pressure〕 動脈血二酸化炭素分圧

ピーエス (PS) 〔performance status〕 活動度。全身状態の指標の一つで日常生活の制限の程度を表す。パフォーマンスステータス

ピーエス (PS) 〔pulmonic stenosis〕 肺動脈弁狭窄症

ピーエス (PS) 〔pyloric stenosis〕 幽門狭窄

ピーエスエー (PSA) 〔prostate specific antigen〕 前立腺特異抗原。前立腺がんの腫瘍マーカー

ピーエスエー エフティーレシオ (PSA F/T ratio) 〔prostate specific antigen free/total ratio〕 フリー PSA／トータル

PSA 比（PSA F/T 比）。総 PSA にある遊離 PSA の割合を示すもの。F/T 比が低いほど前立腺がんの可能性が高い

ピーエスエーエーシーティー（PSA-ACT）〔prostate specific antigen-$α_1$-antichymotrypsin〕
複合型 PSA。前立腺がんで増加する

ピーエスエス（PSS）〔progressive systemic sclerosis〕
進行性全身性強皮症（硬化症）

ビーエスシー（BSC）〔best supportive care〕
緩和ケア。痛みなどを緩和し日常生活を快適に過ごすための治療。ベストサポーティブケア

ピーエスダブリュー（PSW）〔psychiatric social worker〕
精神科ソーシャルワーカー

ピーエスブイティー（PSVT）〔paroxysmal supraventricular tachycardia〕
発作性上室性頻拍

ピーエスユーアール（PSUR）〔Periodic Safety Update Report〕
ICH（日米 EU 医薬品規制調和国際会議）で合意され，導入した定期的安全性最新報告書。開発企業が当該医薬品と同一成分を販売している各国の企業から安全性情報を収集・分析・評価を行った結果を，ガイドラインに準じ作成する

ピーエヌ（PN）〔polyarteritis nodosa〕
結節性多発動脈炎

ビーエヌピー（BNP）〔brain natriuretic peptide〕
脳性ナトリウム利尿ペプチド

ビーエーピー（Bap）〔bone specific alkaline phosphatase〕
骨型アルカリホスファターゼ

ピーエーピー（PAP）〔primary atypical pneumonia〕
原発性異型肺炎

ピーエーピー (PAP) 〔prostatic acid phosphatase〕 前立腺産生ホスファターゼ。前立腺がんの腫瘍マーカー

ピーエフ (BF) 〔broncho fiberscope, bronchofiberscopy〕 気管支ファイバースコープ

ピーエフエス (PFS) 〔progression free survival〕 無増悪生存期間

ピーエフピー (BFP) 〔basic fetoprotein〕 塩基性フェトプロテイン。腫瘍マーカー。消化器, 泌尿・生殖器, 肺小細胞がんなどの腫瘍に高値を示すが, 特異性が低い

ピーエム (PM) 〔polymyositis〕 多発性筋炎

ピーエムエス (PMS) 〔premenstrual syndrome〕 月経前症候群

ピーエムエル (PML) 〔progressive multifocal leukoencephalopathy〕 進行性多巣性白質脳症

ピーエムエル (PML) 遺伝子の一つ。急性前骨髄性白血病において遺伝子の転座により PML/RARα 融合遺伝子を形成し, 発症に関与する

ピーエム (PM) 群 〔poor metabolizer〕 先天的にある特定の薬物代謝酵素の活性がないか, あるいは極端に低い集団

ピーエムディー (PMD) 〔primary myocardial disease〕 原発性心筋疾患

ピーエムディーエー (PMDA) 〔Pharmaceutical and Medical Devices Agency〕 独立行政法人医薬品医療機器総合機構

ピーエル (PL) 〔total phospholipids〕 リン脂質

ビーエルエス（BLS）〔basic life support〕 一次救命処置

ビーエルエス（PLs）〔polypeptides〕 ポリペプチド系抗菌薬

ピーエルティー（PLT）〔platelet count〕 血小板数。プレート

ピーエル（PL）法〔Product Liability Act〕 製造物責任法

ピーオーシー（POC）〔proof of concept〕 新薬等の有効性が実証（確定ではないが認められる）されること。第Ⅰ相試験だけで実証することは難しいので早期第Ⅱ相試験まで含めることが多い

ピーキャブ（P-CAB）〔potassium-competitive acid blockers〕 カリウムイオン競合型アシッドブロッカー

ピーケー（PK）〔pharmacokinetics〕 薬物動態

被験者 実験や治験の対象になる人。被験薬（治験薬または対照薬）を投与される人

ビージー（BG）〔biguanides〕 ビグアナイド系薬

ピーシー（PC, p.c.）〔post cibum（ラテン）〕 食後

ピージー（PG）〔pepsinogen〕 ペプシノゲン

ピーシーアイ（PCI）〔percutaneous coronary intervention〕 経皮的冠動脈形成術

ビーシーアール（BCR）〔bioclean room〕 主に化学療法や骨髄移植後の治療に使用される，特別な空調設備を備えた部屋。クリーンルーム

ビーシーアール（BCR）〔breakpoint cluster region〕 慢性骨髄性白血病の原因となるがん遺伝子の一つ。bcr/abl 融合

遺伝子を形成し，慢性骨髄性白血病を引き起こす

ビーシーエー (BCA) 225 〔breast carcinoma-associated antigen 225〕 乳がんの血中腫瘍マーカー

ビージェイピー (BJP) 〔Bence Jones protein〕 ベンスジョーンズ蛋白。多発性骨髄腫の腫瘍マーカー

ピーシーエス (PCs) 〔penicillins〕 ペニシリン系抗菌薬

ビーシーエル (BCL) 2 〔b-cell leukemia/lymphoma 2 protein〕 ミトコンドリアにおけるアポトーシスの制御に関与する遺伝子。遺伝子異常により，B細胞リンパ腫のなかの濾胞性リンパ腫の発症に関与

ピーシーティー (PCT) 〔procalcitonin〕 細菌による全身性感染症で上昇する。敗血症の鑑別診断および重症度がわかる。プロカルシトニン

ビージーピー (BGP) 〔bone Gla protein〕 オステオカルシン。OC（オーシー）

ビーゼットディー (BZD) 〔benzodiazepines〕 ベンゾジアゼピン系薬

ヒット (HIT) 〔heparin-induced thrombocytopenia〕 ヘパリン起因性血小板減少症

ビーティー (BT) 〔body temperature〕 体温

ビーティー (BT) 〔brain tumor〕 脳腫瘍

ピーティー (Pt) 〔patient〕 患者。クランケ，ペイシェント

ピーティー (PT) 〔physical therapist〕 理学療法士

ピーティー (PT) 〔prothrombin time〕 プロトロンビン時間

ピーディー (PD) 〔Parkinson's disease〕 パーキンソン病

ピーディー（PD）〔peritoneal dialysis〕 腹膜透析

ピーディー（PD）〔pharmacodynamics〕 薬力学．主に血中濃度と薬効の関係

ピーティーアイエヌアール（PT-INR）〔prothrombin time-international normalized ratio〕 PT 国際標準化比。検査に用いるトロンボプラスチン間での結果の差異を標準化する目的

ピーティーイー（PTE）〔pulmonary thromboembolism〕 肺血栓塞栓症

ピーティーエイチアールピーインタクト（PTHrP-intact）〔parathyroid hormone related peptide-intact〕 副甲状腺ホルモン関連蛋白 intact。悪性腫瘍に伴う高カルシウム血症（HHM）の因子

ピーティーエイチインタクト（PTH-intact）〔parathyroid hormone-intact〕 副甲状腺ホルモン intact。低／高 Ca 血症の鑑別，副甲状腺機能をみる

ビーディーピー（BDP）〔beclomethasone dipropionate〕 ベクロメタゾンプロピオン酸エステル

ビービー（BB）〔beta blockers〕 β 遮断薬

ビービー（BP）〔blood pressure〕 血圧（値）

ビーピーアイ（PPI）〔proton pump inhibitors〕 プロトンポンプ阻害薬

ビーピーエイチ（BPH）〔benign prostatic hypertrophy〕 前立腺肥大

ビーピーエイチ（PPH）〔primary pulmonary hypertension〕 特発性（原発性）肺高血圧症

ピーピーエヌ（PPN）〔peripheral parenteral nutrition〕 末梢静脈栄養法

ピーピーケー（PPK）〔population pharmacokinetic parameters〕 被験者あるいは患者集団の薬物動態を平均値と分散のような分布の特性値として，解析する方法。母集団薬物動態

ピービーシー（PBC）〔primary biliary cirrhosis〕 原発性胆汁性肝硬変

ビービーディー（BBD）〔bladder bowel distubance〕 膀胱直腸障害

ビーピー（B/P）比 全血中濃度/血漿中濃度（B/P）比

ビービービー（BBB）〔blood-brain barrier〕 血液脳関門

ビーピービー（BPB）〔blood placental barrier〕 血液胎盤関門

ビービービーエルアール〔BBB（L/R）〕〔bundle branch block（left/right）〕 脚ブロック（左/右）

ピーブイシー（PVC）〔premature ventricular contraction〕 心室性期外収縮

ピブカツー（PIVKA-Ⅱ）〔protein induced by vitamin K absence or antagonist-Ⅱ〕 肝細胞がんの腫瘍マーカー

被保険者 健康保険に加入し，病気やけがなどをしたときなどに必要な給付を受けることができる人

非盲検試験 →オープン試験

ヒヤリ・ハット →インシデント

ビーユーエヌ（BUN）〔blood urea nitrogen〕 血中尿素窒素

ビーユーディー(BUD) 〔budesonide〕 ブデソニド

病棟薬剤業務実施加算1 薬剤師が病棟で行う薬物療法の有効性,安全性の向上に資する業務を行うことで算定できる診療報酬(主に投薬前における患者に対する業務,医薬品の情報および管理に関する業務,医療スタッフとのコミュニケーション)(一般病棟)

病棟薬剤業務実施加算2 薬剤師が病棟で行う薬物療法の有効性,安全性の向上に資する業務を行うことで算定できる診療報酬(主に投薬前における患者に対する業務,医薬品の情報および管理に関する業務,医療スタッフとのコミュニケーション)(特定集中治療室等)

非臨床試験 医薬品の研究開発において,動物を用いて薬効薬理作用,生体内での動態,有害な作用などを調べる試験。医薬品の有効性・安全性を評価する試験は,非臨床試験と臨床試験に大別される

ビルベル 〔Wirbel(独)〕 脊椎,脊柱

ヒルルギー 〔Chirurgie(独)〕 外科。サージェリー

ヒルン 〔Hirn(独)〕 脳

頻尿 排尿回数が増加した状態。昼8回以上,夜2回以上の排尿

フ

ファーストパスエフェクト(first pass effect) →肝初回通過効果

ファーマコゲネティクス(pharmacogenetics) 薬理遺伝学。薬物動態を決める薬物代謝酵素の遺伝子を扱う学問

ファーマコゲノミクス（pharmacogenomics） 薬理ゲノム学。新薬開発に有用な遺伝子情報の学問

ファーマコピア（Pharmacopoeia） 薬局方

ファーマコロジー（pharmacology） 薬理学

ファーマシューティカルケア 患者のQOLを改善するという成果が目的であり，そのために責任をもって薬に関するケアを直接患者に提供すること

ブイエー（VA）〔variant angina〕異型狭心症

ブイエス（VS） →バイタル

ブイエスディー（VSD）〔ventricular septal defect〕心室中隔欠損症

ブイエフ（VF）〔ventricular fibrillation〕心室細動

ブイティー（VT）〔ventricular tachycardia〕心室頻拍

ブイディー（Vd）〔volume of distribution〕分布容積

ブイディーエス（vdS, v.d.S.）〔vor dem Schlafengehen（独）〕就寝前

ブイピーシー（VPC）〔ventricular premature contraction〕心室性期外収縮

フェーズ1（Phase 1） →第Ⅰ相試験

フェーズ2（Phase 2） →第Ⅱ相試験

フェーズ3（Phase 3） →第Ⅲ相試験

フェーズ4（Phase 4） →第Ⅳ相試験

フォーエス（SSSS）〔staphylococcal scalded skin syndrome〕ブドウ球菌性熱傷様皮膚症候群

副作用感染症報告 日常，医療の現場で医薬品，医療機器または再生医療等製品の使用によって発生する健康被害等（副作用,感染症および不具合）の情報を医薬品,医療機器等の品質,有効性及び安全性の確保等に関する法律に基づき，医療関係者等が厚生労働大臣に報告する制度

腹水 腹腔内に異常に多量の液体が貯留した状態ないしはその液体

服薬コンプライアンス 服薬遵守。処方された薬剤を指示に従って服用すること

服薬情報等提供料 処方箋発行保険医療機関から情報提供の求めがあった場合または薬剤服用歴に基づき患者に対して薬学的管理および指導を行っている保険薬局が当該患者の服薬等に関する情報提供の必要性を認めた場合に，当該患者の同意を得て，当該患者が現に診療を受けている保険医療機関に対して，服薬状況等を示す情報を文書により提供した場合に月1回に限り算定できるもの

プシコ（プシ） 〔Psychologie（独）〕 精神科。P

不明熱 → FUO（エフユーオー）

プライマリケア 緊急の場合の対応から，健康診断の結果についての相談までを幅広く行う医療のこと

ブラスト 〔Brust（独）〕 胸部，胸部X線レントゲン。ブルスト

ブラーゼ 〔Blase（独）〕 膀胱

プラセボ（placebo） 偽薬（薬効をもたない薬）

ブラッドプラセンタルバリア（blood placental barrier） 血液胎盤関門。BPB

ブラッドブレインバリア (blood brain barrier) 血液脳関門。BBB

ブリッジ 〔bridge〕 歯が抜けてしまった場合，両隣の歯を削って土台を作り橋渡しをするように人工の歯で欠損部分を補う歯科治療法

ブルスト 〔Brust (独)〕 →ブラスト

ブルート 〔Blut (独)〕 血液，輸血

ブルーレター →安全性速報

プレート 〔platelet〕 血小板。PLT，トロンボ

フレンチ (Fr) 〔French〕 カテーテルのサイズ

プロカルシトニン → PCT (ピーシーティー)

プロジーアールピー (ProGRP) 〔pro gastrin releasing peptide〕 ガストリン放出ペプチド前駆体

プロトコール 〔protocol〕 あらかじめ定められている規定や手順，計画または計画書のこと

プロドラッグ 体内あるいは目標部位に到達してから薬理活性をもつ化合物に変換され，薬効果を発揮（活性化）するように化学的に修飾された薬

プロミエロ (Pro-Myelo) 〔pro-myelocyte〕 前骨髄球

フローリミテッドドラッグ (flow-limited drug) 血流速度依存性薬物

ブロンコ 〔🔤 bronchofiberscopy〕 気管支内視鏡，気管支内視鏡検査

分割調剤 保険薬局において，1枚の処方箋に記載された全処方日数ではなく，一部の日数分のみを調剤し，後日，改めて

残りを調剤するやり方

へ

平均滞留時間 薬物分子が体内に滞留する平均時間

米国食品医薬品局 → FDA（エフディーエー）

ペイシェント（patient） 患者。クランケ，Pt

ベイン〔Vene（独）〕 静脈

ペグ（PEG）〔percutaneous endoscopic gastrostomy〕経皮内視鏡的胃瘻造設術

ベストサポーティブケア → BSC（ビーエスシー）

ベータカテニン（β-catenin） 遺伝子の発現，細胞の増殖分化に関与する。大腸がんの発生に関与

ベータツーエム（$β_2$M）〔$β_2$-microglobulin〕 $β_2$ミクログロブリン（$β_2$マイクログロブリン）

ベッケン〔Becken（独）〕 骨盤

ペット（PET）〔positron emission computed tomography〕ポジトロン断層撮影

ヘモ〔Hämorrhoiden（独）〕 痔

ヘモグロビンエーワンシー（HbA1c）〔hemoglobin A1c〕ヘモグロビン A1c。グリコヘモグロビン A1c

ヘモる〔hemorrhage〕 出血する

ヘルツ〔Herz（独）〕 心臓

ヘルニア〔hernia〕 脱出。周りの組織の圧迫に耐えられなくなった臓器が，組織の柔らかいところからはみ出して（脱出

ヘンダーソン・ハッセルバルヒ（Henderson-Hasselbalch）の式　水素イオン濃度（pH）と酸性度（pKa）を結びつける等式で，生化学的または化学的な系において用いられる。この式は緩衝液のpHを見積もったり，酸塩基反応の化学平衡状態を調べるのに用いられる

ホ

乏尿（ぼうにょう）　尿の排泄量が低下し，1日あたりの尿量が400mL以下となった状態

訪問介護　介護保険制度の居宅サービスの一つ。利用者が自宅で自立した日常生活を送れるよう，訪問介護員（ホームヘルパー）が自宅を訪問し，食事・排泄・入浴などの介護（身体介護）や，掃除・洗濯・買い物・調理などの生活の支援（生活援助）を行う。ホームヘルプサービス

訪問薬剤管理指導　在宅で通院困難な患者へ，あらかじめ名称，所在地，開設者の氏名および在宅患者訪問薬剤管理指導を行う旨を地方厚生（支）局長に届け出た保険薬局薬剤師が，医師の指示で，薬学的管理指導計画を策定し，患家を訪問して，薬歴管理，服薬指導，服薬支援，薬剤服用状況および薬剤保管状況の確認等の薬学的管理指導を行い，当該指示した医師へ必要な情報提供を文書で行うこと。在宅患者訪問薬剤管理指導

保険外医療　医療保険制度で認められていない治療

母集団薬物動態　→ PPK（ピーピーケー）

ホット（HOT）　〔home oxygen therapy〕　在宅酸素療法

ボディウェイト（BW）〔body weight〕→Wt（ウェイト）

ホームヘルプサービス →訪問介護

ポリペクトミー（ポリペク）〔polypectomy〕 内視鏡的にポリープを切除すること

マ

マイクロアレイ →DNAチップ

マーゲン〔Magen（独）〕 胃

マーゲンチューブ（マーゲンゾンデ）〔Magen（独）・tube〔Sonde（独）〕〕 胃チューブ

マック（MAC）〔mycobacterium avium complex〕 非定型抗酸菌症

マップ（MAP）〔mannitol adenine phosphate〕 濃厚赤血球液

麻薬管理指導加算 麻薬処方患者に対して，薬剤管理指導を実施し，少なくとも以下の内容を実施し，記録することにより算定できる診療報酬。
　ア 麻薬に係る薬学的管理指導の内容（麻薬の服薬状況，疼痛緩和の状況等）
　イ 麻薬に係る患者への指導および患者からの相談事項

麻薬管理者 都道府県知事の免許を受けて，麻薬診療施設で施用され，または施用のため交付される麻薬を業務上管理する者。2人以上の麻薬施用者が従事する施設は，麻薬管理者を置く必要がある

麻薬施用者 都道府県知事の免許を受けて，疾病の治療の目的で，業務上麻薬を施用し，もしくは施用のため交付し，また

は麻薬を記載した処方箋を交付する者

麻薬取扱者 麻薬輸入業者，麻薬輸出業者，麻薬製造業者，麻薬製剤業者，家庭麻薬製造業者，麻薬元卸売業者，麻薬卸売業者，麻薬小売業者，麻薬施用者，麻薬管理者および麻薬研究者の総称

マルク 〔 Mark（独）〕 骨髄，骨髄穿刺

マルタ（MARTA） 〔multi-acting receptor targeted antipsychotics〕 多受容体作用抗精神病薬

マンマ 〔mamma〕 乳房，乳がん

マンモグラフィー 〔mammography〕 乳房X線撮影

ミ

ミエロ（Myelo） 〔myelocyte〕 骨髄球

ミエロブラスト（Myeloblast） 骨髄芽球

密封容器 気体が侵入しないもの。アンプル，バイアル瓶，耐圧ガスボンベなど

密閉容器 固形の異物（ほこりなど）の混入，内容医薬品の損失を防ぐことができる。紙箱，紙袋など

ミルキング 〔milking〕 搾取法。管の排液の詰まりを防ぐために，管をしごくこと

ミルツ 〔Milz（独）〕 脾臓

ム

無菌製剤 無菌であることを検証した製剤で，製造法には最終滅菌法と無菌操作法がある。注射剤，点眼剤，眼軟膏剤など

無菌製剤処理加算 施設基準に適合した保険薬局で，中心静脈栄養法用輸液，抗悪性腫瘍薬または麻薬につき無菌製剤処理を行った場合は，1日につきそれぞれ65点，75点または65点（6歳未満の乳幼児の場合においては，1日につきそれぞれ130点，140点または130点）を注射薬調剤料に加算できるもの

無菌製剤処理料 施設基準に適合した保険医療機関において，厚生労働大臣が定める患者へ動脈注射，抗悪性腫瘍剤局所持続注入，肝動脈塞栓を伴う抗悪性腫瘍剤肝動脈内注入，点滴注射，中心静脈注射または植込型カテーテルによる中心静脈注射を行う際に，無菌製剤処理が行われた場合に算定できるもの

無毒性量 → NOAEL（エヌオーエーイーエル）

無尿 1日あたりの尿量が100mL以下で，膀胱に尿が存在しない状態

ムンテラ 〔Mund Therapie（独）〕 療法説明，病状説明

メ

銘柄別収載方式 薬価収載には「統一名収載方式」と「銘柄別収載方式」がある。「統一名収載方式」は局方品やワクチンなど，一般名で収載する方式であり，「銘柄別収載方式」は，医薬品の銘柄（販売名）ごとに薬価を収載する方式

メタ 〔metastasis〕 転移

メタアナリシス 過去に独立して行われた複数の臨床研究のデータを収集・統合し，統計的方法を用いて解析した系統的総説

メタミエロ（Meta-Myelo）〔metamyelocyte〕 後骨髄球

メット（MET） Met 蛋白質。細胞の増殖に関与している。胃がん，肝がんにおいて過剰発現する。また，がんの転移において増幅がみられる

メンテナンスドーズ（MD）〔maintenance dose〕 維持投与量

モ

妄想 病的に作られた誤った思考内容を強く確信して，論理的に説得しても訂正が不可能な状態。根拠もなくあれこれと想像すること

モノ（Mono）〔monocyte〕 単球

もやもや病〔moyamoya disease, occlusive disease in circle of Willis〕 ウィリス動脈輪閉塞症。内頸動脈終末部が細くなり，脳の血流不足が起きやすくなる疾患

ヤ

薬学管理料 保険薬局における調剤報酬の一つ。薬剤師による薬学的管理，服薬指導，情報提供，在宅医療への取り組みなどを評価するもの

薬剤管理指導料 薬剤師が医師の同意を得て薬剤管理指導記録に基づき，直接服薬指導，服薬支援，その他の薬学的管理指導（処方された薬剤の投与量，投与方法，投与速度，相互作用，重複投薬，配合変化，配合禁忌等に関する確認並びに患者の状態を適宜確認することによる効果，副作用等に関する状況把握を含む）を行った場合に週1回に限り算定できるもの

薬剤情報提供料 入院中の患者以外の患者に対して，処方した薬剤の名称，用法，用量，効能，効果，副作用および相互作用に関する主な情報を文書により提供した場合に，月1回に限り（処方の内容に変更があった場合は，その都度）算定できるもの

薬剤費 医療費に含まれる医薬品の費用

薬剤服用歴管理指導料 保険薬局における薬学管理料で，薬剤情報提供文書に基づく説明，薬剤服用歴の作成など規定のすべてを実施した場合に算定できるもの

薬剤料 薬の値段（薬価）を点数化したもの（1点10円）

薬事法 医薬品，医薬部外品，化粧品および医療機器の品質，有効性及び安全性の確保のために必要な規制を中心に制定された法律。現在の「医薬品医療機器等法」のこと。薬機法

薬物血漿蛋白結合率 →血漿蛋白結合率

薬物耐性 薬物の反復投与により，最初は著明な効果があった薬物が，同じ効果を得るために使用量を増加しなくてはならなくなる現象

薬物有害反応 →ADR（エーディーアール）

薬理ゲノム学 →ファーマコゲノミクス

野生型遺伝子 集団中で大多数を占める形質（野生型）の遺伝子

薬価改定 薬価基準に収載されている薬品は，原則診療報酬の改訂に合わせて2年に1回の頻度で薬価調査（市場実勢価格加重平均値調整幅方式）に基づき見直されること

薬価基準 診療報酬点数表における薬剤料として算定できる個々の医薬品の価格（厚生労働大臣が定める）

薬価基準制度　医療保険から保険医療機関や保険薬局 薬価基準は，医療保険から保険医療機関や保険薬局（保険医療機関等）に支払われる際の医薬品の価格を定める制度のこと

薬価差　医療機関・薬局における購入価格は薬価に拘束されないため生じる，薬価と購入価格の差

薬価算定（新薬）　新薬の薬価算定は，類似薬効比較方式と原価計算方式に大別される。類似薬がない場合に原価計算方式が適用される

薬価算定組織　類似薬の選定や補正加算の適用の妥当性について検討を行い薬価算定の最終案を作成する医学，薬学などの専門家からなる委員会

薬価調査　薬価基準改正の基礎資料として，保険医療機関および保険薬局に対して医療用医薬品を販売する医薬品販売業者を対象に医薬品の品目ごとの販売（購入）価格および販売（購入）数量を調査すること。実勢価格調査

薬機法　→医薬品医療機器等法

薬局医薬品　要指導医薬品および一般用医薬品以外の医薬品と定義。すなわち，医療用医薬品（処方箋医薬品＋処方箋医薬品以外の医療用医薬品）＋薬局製造販売医薬品（薬局製剤）

薬局機能情報提供制度　医療を受ける者が薬局の選択を適切に行うために必要な情報について，薬局開設者からの都道府県知事への報告を公表する制度

薬局製剤　薬局開設者が当該薬局の設備及び器具で製造し，当該薬局で直接消費者に販売または授与する医薬品。「薬局製剤指針」の適合医薬品で2015年3月31日現在，承認を要する421品目と承認不要の9品目が指定されている。薬局製造販売医薬品

薬局製造販売医薬品 →薬局製剤

ユ

ユーアイビーシー（UIBC） 〔unsaturated iron binding capacity〕 不飽和鉄結合能

ユーアールアイ（URI） 〔upper respiratory infection〕 上気道感染

優越性試験 試験薬がコントロール治療に有効性で優ることを証明するために実施される試験

有害事象 薬物との因果関係がはっきりしないものを含め，薬物を投与された患者に生じたあらゆる好ましくない，あるいは意図しない徴候，症状，または病気のこと。adverse event（AE）

有害必要数 →NNH（エヌエヌエイチ）

遊離型分率 →血漿遊離型分率

ユーエー（UA） 〔uric acid〕 尿酸

ユーシー（UC） 〔ulcerative colitis〕 潰瘍性大腸炎

ユーシーオーシー（ucOC） 〔undercaroxylated osteocalcin〕 低カルボキシル化オステオカルシン。骨におけるビタミンK作用不足の指標

ユーシージー（UCG） 〔ultrasound cardiography〕 超音波心臓検査法

ユージーティー（UGT） 〔uridine diphosphate glucuronosyltransferase〕 UDP-グルクロン酸転移酵素

ユーティーアイ（UTI） 〔urinary tract infection〕 尿路感染

ヨ

要指導医薬品 一般用医薬品のうち,スイッチ直後品目(ダイレクトOTC含む)で一般用医薬品としてのリスクが確定していない薬,劇薬,毒薬で対面販売が必要として厚生労働大臣が指定したもの

Ⅳ型アレルギー 遅延型アレルギー,細胞免疫型アレルギーともよばれ,抗原に感作されたTリンパ球とそこから分泌されるサイトカインによって,集積したマクロファージが炎症を引き起こす反応

ラ

ラディエーション 〔radiation〕 放射線(治療)

ラバ (LABA) 〔long-acting beta$_2$-agonists〕 長時間作用性 β_2 刺激薬

ラマ (LAMA) 〔long-acting muscarinic antagonists〕 長時間作用性抗コリン薬

ランダム化比較試験 → RCT(アールシーティー)

リ

利益相反 → COI(シーオーアイ)

リオペ 〔reoperation〕 再手術

リガンド 特定の受容体(レセプター)に特異的に結合する物質

リザーバー 〔réservoir(仏)〕 体内に薬剤を注入したり,採血を行うために皮下に埋め込む医療機器

リスクアナリシス 可能な範囲で事故を未然に防ぎ、リスクを最小限にするための手段のこと

リスク管理 リスクを低減するための措置をとること

リスクコミュニケーション リスクについて情報・意見を交換すること。医薬品でいえば行政や企業、医師や薬剤師、看護師と患者との間で、リスクに関する情報を正確にわかりやすく共有化するためのシステム作りそのものを指す

リスク差 →RD（アールディー）

リスク評価 どれだけリスクがあるかを推定すること

リスクベネフィット 将来に損失や危害が起こる可能性に対する有用性・有効性

離脱症候 →退薬症候

リッペ 〔Rippe（独）〕 肋骨

リハ 〔rehabilitation〕 リハビリテーション科

リバースファーマコロジー（reverse pharmacology） 逆転薬理学。ゲノム解析から新たな受容体や蛋白を見出し、それに作用する内因性物質（リガンド）、その機能的役割および疾患との関連などを明らかにした後に薬物の開発をすること

リビングウィル 「平穏死」、「自然死」を望む方が、元気なうちに自分の意思を記しておくこと

リフィル処方箋（制度） 患者が医師の再診を受けることなく、処方箋1枚で繰り返し薬局で薬を受け取ることができる薬剤師によるモニタリングを前提とした仕組み。米国、フランス、英国、オーストラリアで導入されている

療養病床 病院または診療所において、精神、感染症、結核病

床以外のものであって、主として長期にわたり療養を必要とする患者を入院させるための病床

臨床開発モニター →CRA（シーアールエー）

臨床試験報告に関する統合基準 →CONSORT（コンソート）声明

臨床薬理試験 医薬品開発における臨床試験は4つに分類され、最も最初に行われる試験（以前の第Ⅰ相試験）。忍容性評価、薬物動態・薬力学的検討、薬物代謝と薬物相互作用の探索、薬理活性の推測など

リンフォ（Lymph） 〔lymphocyte〕 リンパ球

倫理委員会 →ethics committee（エシックスコミッティー）

ル

類似薬効比較方式 新薬の薬価を薬価基準にすでに収載されている医薬品のなかから最も類似した医薬品の薬価をもとに算定する方法

ルンゲ 〔Lunge（独）〕 肺

ルンバール 〔lumbar puncture〕 腰椎穿刺

レ

レギュラトリーサイエンス 有用性・有効性とのバランスを勘案しつつ、リスクを低減する一連の概念あるいは科学的考え方

レジメン 〔regimen〕 投与する薬剤の用量や用法、治療期間等を明記した治療計画のこと

レスパイト入院 神経難病患者やがん患者などの要介護者を対象に，介護者の休暇を目的に医療保険で短期入院を受け入れる制度。レスパイト（respite）とは，一時的中断，休息，息抜きを意味する

レセプト 患者が受けた保険診療について，医療機関が保険者（市町村や健康保険組合等）に請求する医療報酬の明細書

レット（RET） 〔rearranged during transfection〕 がん遺伝子の一つ。甲状腺がん，肺がん，多発性内分泌腫瘍症などにRET遺伝子の変異が多くみられる

レディーメイド医療 従来から行われている，同じ病気には同じ医療を施す医療。これに対し，患者の生理的状態や疾患の状態などを考慮して，患者個々に治療法を設定する医療をオーダーメイド医療（テーラーメイド医療）という

レートコントロール 心房細動発作の起こったままで心拍数をコントロールし，速くなりすぎないようにする治療法

レーベル 〔Leber（独）〕 肝臓

レンツ警告 「サリドマイド（商品名：コンテルガン）が，1960年代初頭に西ドイツ（当時）で多発していた新たな奇形の原因である可能性が極めて高く，したがって，直ちに全製品を回収すべきである」としたレンツ博士（西ドイツ）による警告

ロ

ロイケミー 〔leukemia〕 白血病

ロイコ 〔leukocyte〕 白血球数。WBC，ワイセ

ローディングドーズ（LD） 〔loading dose〕 負荷投与量

ワ

ワイセ 〔白 white blood cell〕 白血球数。WBC，ロイコ

ワンシーティーピー（1CTP） 〔cross-linked C-terminal telopeptide of type I collagen〕 Ⅰ型コラーゲン-C-テロペプチド。がんの骨転移などの腫瘍マーカーの一つ

薬剤名・薬効群名略号インデックス

A

AADC 〔aromatic amino acid decarboxylase〕 芳香族アミノ酸脱炭酸酵素

ABC 〔abacavir〕 アバカビル（抗HIV薬）

ABK 〔arbekacin〕 アルベカシン（抗菌薬）

ABPC 〔ampicillin〕 アンピシリン（抗菌薬）

ABPC/MCIPC 〔ampicillin/cloxacillin〕 アンピシリン・クロキサシリン（抗菌薬）

ACD 〔actinomycin D〕 アクチノマイシンD（抗がん薬）。ACT-D

ACE-I 〔angiotensin converting enzyme inhibitors〕 アンジオテンシン変換酵素阻害薬

ACM 〔aclarubicin〕 アクラルビシン（抗がん薬）。ACR

ACNU 〔nimustine〕 ニムスチン（抗がん薬）

ACPC 〔ciclacillin〕 シクラシリン（抗菌薬）

ACR 〔aclarubicin〕 アクラルビシン（抗がん薬）。ACM

ACT-D 〔actinomycin D〕 アクチノマイシンD（抗がん薬）。ACD

ACV 〔aciclovir〕 アシクロビル（抗ウイルス薬）

ADM 〔adriamycin〕 ドキソルビシン（抗がん薬）。慣用名：アドリアマイシン。ADR, DOX, DXR

ADR 〔adriamycin〕 ドキソルビシン（抗がん薬）。慣用名：アドリアマイシン。ADM, DOX, DXR

AGs 〔aminoglycosides〕 アミノグリコシド系抗菌薬

AI-PAS-Ca 〔alumino *p*-aminosalicylate calcium〕
アルミノパラアミノサリチル酸カルシウム（抗結核薬）

ALG 〔anti-human T-lymphocyte immunoglobulin, rabbit〕
抗ヒトTリンパ球ウサギ免疫グロブリン

Am80 タミバロテン（抗がん薬）。Am80 は旧開発コード

AMD 〔amiodarone〕 アミオダロン（抗不整脈薬）

AMK 〔amikacin〕 アミカシン（抗菌薬）

AMPC 〔amoxicillin〕 アモキシシリン（抗菌薬）

AMPH-B 〔amphotericin B〕 アムホテリシンB（抗真菌薬）

AMR 〔amrubicin〕 アムルビシン（抗がん薬）

APAP 〔acetaminophen (*N*-acetyl-*p*-aminophenol)〕
アセトアミノフェン（抗炎症薬）

Ara-A 〔vidarabine (adenine arabinoside)〕 ビダラビン（抗ウイルス薬）

Ara-C 〔cytarabine (cytosine arabionoside)〕 シタラビン（抗がん薬）

Ara-G 〔nelarabine (guanine arabionoside)〕 ネララビン（抗がん薬）

ARB 〔angiotensin II receptor blockers〕 アンジオテンシンII受容体拮抗薬

ASA 〔acetylsalicylic acid〕 アスピリン（アセチルサリチル酸，抗炎症薬）

ASV 〔asunaprevir〕 アスナプレビル（抗C型肝炎ウイルス薬）

ATG 〔anti-human thymocyte immunoglobulin, rabbit〕抗ヒト胸腺細胞ウサギ免疫グロブリン

ATV 〔atazanavir〕 アタザナビル（抗HIV薬）

AZA 〔azacitidine〕 アザシチジン（抗がん薬）

AZA 〔azathioprine〕 アザチオプリン（免疫抑制薬）

AZM 〔azithromycin〕 アジスロマイシン（抗菌薬）

AZT 〔azidothymidine〕 ジドブジン（抗HIV薬）。ZDV

AZT 〔aztreonam〕 アズトレオナム（抗菌薬）

B

BAPC 〔bacampicillin〕 バカンピシリン（抗菌薬）

BB 〔beta blockers〕 β遮断薬

BBR 〔benzbromarone〕 ベンズブロマロン（尿酸降下薬）

BCNU 〔carmustine〕 カルムスチン（抗がん薬）

BDP 〔beclomethasone dipropionate〕 ベクロメタゾンプロピオン酸エステル（喘息治療薬）

BES 〔ubenimex〕 ウベニメクス（抗がん薬）。BST, UBX

BEV 〔bevacizumab〕 ベバシズマブ（抗がん薬）。BV

BG 〔biguanides〕 ビグアナイド系薬

BHAC 〔enocitabine〕 エノシタビン（抗がん薬）

BIPM 〔biapenem〕 ビアペネム（抗菌薬）

BLM 〔bleomycin〕 ブレオマイシン（抗がん薬）

BOR 〔bortezomib〕 ボルテゾミブ（抗がん薬）

BST 〔ubenimex〕 ウベニメクス（抗がん薬）。BES, UBX

BU 〔busulfan〕 ブスルファン（抗がん薬）。BUS

BUD 〔budesonide〕 ブデソニド（喘息治療薬）

BUS 〔busulfan〕 ブスルファン（抗がん薬）。BU

BV 〔bevacizumab〕 ベバシズマブ（抗がん薬）。BEV

BZD 〔benzodiazepines〕 ベンゾジアゼピン系薬

C

CAM 〔clarithromycin〕 クラリスロマイシン（抗菌薬）

CAZ 〔ceftazidime〕 セフタジジム（抗菌薬）

CBDCA 〔carboplatin〕 カルボプラチン（抗がん薬）。カルボ

CBZ 〔carbamazepine〕 カルバマゼピン（抗てんかん薬）

CCB 〔calcium channel blockers〕 カルシウム拮抗薬

CCL 〔cefaclor〕 セファクロル（抗菌薬）

CDDP 〔cisplatin〕 シスプラチン（抗がん薬）。シス

CDTR-PI 〔cefditoren-pivoxil〕 セフジトレン-ピボキシル（抗菌薬）

CDZM 〔cefodizime〕 セフォジジム（抗菌薬）

CET 〔cephalothin〕 セファロチン（抗菌薬）

CETB 〔ceftibuten〕 セフチブテン（抗菌薬）

CEX 〔cephalexin〕 セファレキシン（抗菌薬）

CEZ 〔cefazolin〕 セファゾリン（抗菌薬）

CFDN 〔cefdinir〕 セフジニル（抗菌薬）

CFIX 〔cefixime〕 セフィキシム（抗菌薬）

CFPM 〔cefepime〕 セフェピム（抗菌薬）

CFPN-PI 〔cefcapene-pivoxil〕 セフカペン-ピボキシル（抗菌薬）

CFTM-PI 〔cefteram-pivoxil〕 セフテラム-ピボキシル（抗菌薬）

ChEI 〔cholinesterase inhibitors〕 コリンエステラーゼ阻害薬

CIC 〔ciclesonide〕 シクレソニド（喘息治療薬）

CL 〔colistin〕 コリスチン（抗菌薬）

CLB 〔clobazam〕 クロバザム（抗てんかん薬）

CLDM 〔clindamycin〕 クリンダマイシン（抗菌薬）

CMNX 〔cefminox〕 セフミノクス（抗菌薬）

CMX 〔cefmenoxime〕 セフメノキシム（抗菌薬）

CMZ 〔cefmetazole〕 セフメタゾール（抗菌薬）

COBI 〔cobicistat〕 コビシスタット（抗HIV薬）

CP 〔chloramphenicol〕 クロラムフェニコール（抗菌薬）

CPA 〔cyclophosphamide〕 シクロホスファミド（抗がん薬，免疫抑制薬）．CPM，CY

CPDX-PR 〔cefpodoxime-proxetil〕 セフポドキシム-プロキセチル（抗菌薬）

CPFX 〔ciprofloxacin〕 シプロフロキサシン（抗菌薬）

CPM 〔cyclophosphamide〕 シクロホスファミド（抗がん薬，免疫抑制薬）。CPA，CY

CPR 〔cefpirome〕 セフピロム（抗菌薬）

CPT-11 イリノテカン（抗がん薬）。CPT-11は治験番号

CPZ 〔cefoperazone〕 セフォペラゾン（抗菌薬）

CS 〔cycloserine〕 サイクロセリン（抗結核薬）

CsA 〔ciclosporin〕 シクロスポリン（免疫抑制薬）。CyA

CTM 〔cefotiam〕 セフォチアム（抗菌薬）

CTM-HE 〔cefotiam-hexetil〕 セフォチアム-ヘキセチル（抗菌薬）

CTRX 〔ceftriaxone〕 セフトリアキソン（抗菌薬）

CTX 〔cefotaxime〕 セフォタキシム（抗菌薬）

CTZ 〔clotrimazole〕 クロトリマゾール（抗真菌薬）

CVA/AMPC 〔clavulanate/amoxicillin〕 クラブラン酸・アモキシシリン（抗菌薬）

CXD 〔cefroxadine〕 セフロキサジン（抗菌薬）

CXM-AX 〔cefuroxime-axetil〕 セフロキシム-アキセチル（抗菌薬）

CY 〔cyclophosphamide〕 シクロホスファミド（抗がん薬，免疫抑制薬）。CPA，CPM

CyA 〔ciclosporin〕 シクロスポリン（免疫抑制薬）。CsA

CZOP 〔cefozopran〕 セフォゾプラン（抗菌薬）

CZP 〔clonazepam〕 クロナゼパム（抗てんかん薬）

D

d4T サニルブジン(抗HIV薬)

DAP 〔daptomycin〕 ダプトマイシン(抗菌薬)

DAS 〔dasatinib〕 ダサチニブ(抗がん薬)

DCF 〔pentostatin〕 ペントスタチン(抗がん薬)

DCI 〔decarboxylase inhibitor〕 ドーパ脱炭酸酵素阻害薬

DCV 〔daclatasvir〕 ダクラタスビル(抗C型肝炎ウイルス薬)

ddI 〔didanosine〕 ジダノシン(抗HIV薬)

DEX 〔dexamethasone〕 デキサメタゾン(抗がん薬,ステロイド)

DKM 〔dibekacin〕 ジベカシン(抗菌薬)

DM 〔daunorubicin〕 ダウノルビシン(抗がん薬)。DNR

DMARDs 〔disease modified anti-rheumatic-drugs〕 疾患修飾性抗リウマチ薬

DMCTC 〔demethylchlortetracycline〕 ジメチルクロルテトラサイクリン(抗菌薬)

DNR 〔daunorubicin〕 ダウノルビシン(抗がん薬)。DM

DOA 〔dopamine〕 ドパミン(昇圧薬)

DOB 〔dobutamine〕 ドブタミン(昇圧薬)

DOC 〔docetaxel〕 ドセタキセル(抗がん薬)。DTX, TXT

DOX 〔doxorubicin〕 ドキソルビシン(抗がん薬)。ADM, ADR, DXR

DOXY 〔doxycycline〕 ドキシサイクリン（抗菌薬）

DPA 〔dopamine partial agonists〕 ドパミン受容体部分アゴニスト

DPP-4 〔dipeptidyl peptidase-4 inhibitors〕 DPP-4阻害薬

DRPM 〔doripenem〕 ドリペネム（抗菌薬）

DRV 〔darunavir〕 ダルナビル（抗HIV薬）

DTG 〔dolutegravir〕 ドルテグラビル（抗HIV薬）

DTIC 〔dacarbazine〕 ダカルバジン（抗がん薬）

DTX 〔docetaxel〕 ドセタキセル（抗がん薬）。DOC，TXT

DXR 〔doxorubicin〕 ドキソルビシン（抗がん薬）。ADM，ADR，DOX

E

EB 〔ethambutol〕 エタンブトール（抗結核薬）

EFV 〔efavirenz〕 エファビレンツ（抗HIV薬）

EM 〔erythromycin〕 エリスロマイシン（抗菌薬）

EP 〔estramustine〕 エストラムスチン（抗がん薬）

EPI 〔epirubicin〕 エピルビシン（抗がん薬）

EPZ 〔esomeprazole〕 エソメプラゾール（プロトンポンプ阻害薬）

ESM 〔ethosuximide〕 エトスクシミド（抗てんかん薬）

ETH 〔ethionamide〕 エチオナミド（抗結核薬）

ETP 〔etoposide〕 エトポシド（抗がん薬）。VP-16

ETR 〔etravirine〕 エトラビリン（抗HIV薬）

EVG 〔elvitegravir〕 エルビテグラビル（抗HIV薬）

EVM 〔enviomycin〕 エンビオマイシン（抗結核薬）

EVR 〔everolimus〕 エベロリムス（抗がん薬，免疫抑制薬）

F

F-FLCZ 〔fosfluconazole〕 ホスフルコナゾール（抗真菌薬）

FK506 タクロリムス（免疫抑制薬）。FK506は治験番号から。Tac

FLCZ 〔fluconazole〕 フルコナゾール（抗真菌薬）

FLU 〔fludarabine〕 フルダラビン（抗がん薬）

FM 〔formoterol fumarate〕 ホルモテロールフマル酸塩（喘息治療薬）

FMOX 〔flomoxef〕 フロモキセフ（抗菌薬）

FOM 〔fosfomycin〕 ホスホマイシン（抗菌薬）

FP 〔fluticasone propionate〕 フルチカゾンプロピオン酸エステル（喘息治療薬）

FPV 〔fosamprenavir〕 ホスアンプレナビル（抗HIV薬）

FRPM 〔faropenem〕 ファロペネム（抗菌薬）

FT テガフール（抗がん薬）。主な商品名：フトラフール。TGF

FTC 〔emtricitabine〕 エムトリシタビン（抗HIV薬）

G

GBP 〔gabapentin〕 ガバペンチン（抗てんかん薬）

G-CSF 〔granulocyte-colony stimulating factor〕 顆粒球コロニー刺激因子

GCV 〔ganciclovir〕 ガンシクロビル（抗ウイルス薬）

GEM 〔gemcitabine〕 ゲムシタビン（抗がん薬）

GFLX 〔gatifloxacin〕 ガチフロキサシン（抗菌薬）

GLP-1 〔glucagon-like peptide-1 receptor agonists〕 GLP-1 受容体作動薬

GM 〔gentamicin〕 ゲンタマイシン（抗菌薬）

GPs 〔glycopeptides〕 グリコペプチド系抗菌薬

GRNX 〔garenoxacin〕 ガレノキサシン（抗菌薬）

H

H_2RA 〔histamine H_2-receptor antagonists〕 H_2 受容体拮抗薬

HU 〔hydroxycarbamide（または hydroxyurea）〕 ヒドロキシカルバミド（ヒドロキシウレア）（抗がん薬）

I

ICS 〔inhaled corticosteriods〕 吸入用ステロイド

IDR 〔idarubicin〕 イダルビシン（抗がん薬）

IDV 〔indinavir〕 インジナビル（抗 HIV 薬）

IFM	〔ifosfamide〕	イホスファミド（抗がん薬）
IFN	〔interferon〕	インターフェロン
IFN-α	〔interferon alfa〕	インターフェロン-α
IMA	〔imatinib〕	イマチニブ（抗がん薬）
INH	〔isoniazid〕	イソニアジド（抗結核薬）
INMS	〔isoniazid sodium methanesulfonate〕	イソニアジドメタンスルホン酸（抗結核薬）
INSTI	〔integrase strand transfer inhibitors〕	インテグラーゼ阻害薬
IPM/CS	〔imipenem/cilastatin〕	イミペネム・シラスタチン（抗菌薬）
ISDN	〔isosorbide dinitrate〕	硝酸イソソルビド（硝酸薬）
ISMN	〔isosorbide mononitrate〕	一硝酸イソソルビド（硝酸薬）
ISP	〔isepamicin〕	イセパマイシン（抗菌薬）
ITCZ	〔itraconazole〕	イトラコナゾール（抗真菌薬）

J

JM	〔josamycin〕	ジョサマイシン（抗菌薬）

K

KM	〔kanamycin〕	カナマイシン（抗菌薬）

L

LABA 〔long-acting beta$_2$-agonists〕 長時間作用性β$_2$刺激薬

LAMA 〔long-acting muscarinic antagonists〕 長時間作用性抗コリン薬

L-AMB 〔liposomal amphotericin B〕 アムホテリシンBリポソーム製剤（抗真菌薬）

L-ASP 〔L-asparaginase〕 L-アスパラキナーゼ（抗がん薬）

LCM 〔lincomycin〕 リンコマイシン（抗菌薬）

LCMs 〔lincomycins〕 リンコマイシン系抗菌薬

L-DOPA 〔levodopa〕 レボドパ（抗パーキンソン病薬）

LDV 〔ledipasvir〕 レジパスビル（抗C型肝炎ウイルス薬）

LEN 〔lenalidomide〕 レナリドミド（抗がん薬）

LEV 〔levetiracetam〕 レベチラセタム（抗てんかん薬）

LFLX 〔lomefloxacin〕 ロメフロキサシン（抗菌薬）

l-LV 〔levofolinate〕 レボホリナート（抗がん薬）

LMOX 〔latamoxef〕 ラタモキセフ（抗菌薬）

L-OHP オキサリプラチン（抗がん薬）。L-OHPは治験番号

L-PAM 〔melphalan/4-bis（2-chloroethyl）amino-L-phenylalanine〕 メルファラン（抗がん薬）。MEL

LPV 〔lopinavir〕 ロピナビル（抗HIV薬）

LPZ 〔lansoprazole〕 ランソプラゾール（プロトンポンプ阻害薬）

LTG 〔lamotrigine〕 ラモトリギン（抗てんかん薬）

LTRA 〔leukotriene receptor antagonists〕 ロイコトリエン受容体拮抗薬

LV ホリナート（抗がん薬）。別名：ロイコボリン

LVFX 〔levofloxacin〕 レボフロキサシン（抗菌薬）

LZD 〔linezolid〕 リネゾリド（抗菌薬）

M

MARTA 〔multi-acting receptor targeted antipsychotics〕 多受容体作用抗精神病薬

MCIPC クロキサシリン（抗菌薬）

MCNU ラニムスチン（抗がん薬）。MCNU は開発記号

MCZ 〔miconazole〕 ミコナゾール（抗真菌薬）

MEL 〔melphalan/4-bis (2-chloroethyl) amino-L-phenylalanine〕 メルファラン（抗がん薬）。L-PAM

MEPM 〔meropenem〕 メロペネム（抗菌薬）

MF 〔mometasone furoate〕 モメタゾンフランカルボン酸エステル（喘息治療薬）

MFLX 〔moxifloxacin〕 モキシフロキサシン（抗菌薬）

MINO 〔minocycline〕 ミノサイクリン（抗菌薬）

MIT 〔mitoxantrone〕 ミトキサントロン（抗がん薬）

MLs 〔macrolides〕 マクロライド系抗菌薬

MMC 〔mitomycin C〕 マイトマイシン C（抗がん薬）

MMF 〔mycophenolate mofetil〕 ミコフェノール酸モフェチル（免疫抑制薬）

MMI チアマゾール（抗甲状腺薬）

MNZ 〔metronidazole〕 メトロニダゾール（抗菌薬）

MPA 〔medroxyprogesterone acetate〕 酢酸メドロキシプロゲステロン（抗がん薬）

MPIPC オキサシリン（抗菌薬）

mPSL 〔methylprednisolone〕 メチルプレドニゾロン（ステロイド）

MST-16 ソブゾキサン（抗がん薬）。MST-16 は治験番号

MTX 〔methotrexate〕 メトトレキサート（抗がん薬, 抗リウマチ薬）

MVC 〔maraviroc〕 マラビロク（抗HIV薬）

MZR 〔mizoribine〕 ミゾリビン（免疫抑制薬）

N

NA 〔nalidixic acid〕 ナリジクス酸（抗菌薬）

nab-PTX 〔nanoparticle albumin-bound paclitaxel〕 ナノ粒子アルブミン結合パクリタキセル（抗がん薬）

NAC 〔*N*-acetylcysteine〕 *N*-アセチルシステイン（去痰薬）

NaSSA 〔noradrenergic and specific serotonergic antidepressants〕 ノルアドレナリン作動性・特異的セロトニン作動性薬

NDFX 〔nadifloxacin〕 ナジフロキサシン（抗菌薬）

NDP 〔nedaplatin〕 ネダプラチン(抗がん薬)。254-s

NFLX 〔norfloxacin〕 ノルフロキサシン(抗菌薬)

NFV 〔nelfinavir〕 ネルフィナビル(抗HIV薬)

NGT 〔nogitecan〕 ノギテカン(抗がん薬)

NIL 〔nilotinib〕 ニロチニブ(抗がん薬)

NNRTI 〔non-nucleoside reverse transcriptase inhibitors〕 非ヌクレオチド系逆転写酵素阻害薬

NOAC 〔novel oral anticoagulants〕 新規経口抗凝固薬

NRTI 〔nucleoside reverse transcriptase inhibitors〕 ヌクレオチド系逆転写酵素阻害薬

NSAIDs 〔nonsteroidal anti-inflammatory drugs〕 非ステロイド性抗炎症薬

NTG 〔nitroglycerin〕 ニトログリセリン(硝酸薬)

NVP 〔nevirapine〕 ネビラピン(抗HIV薬)

NYS 〔nystatin〕 ナイスタチン(抗真菌薬)

O

O,P'-DDD ミトタン(抗がん薬)。O,P'-DDDは治験番号

OBV 〔ombitasvir〕 オムビタスビル(抗C型肝炎ウイルス薬)

OCZ 〔oxiconazole〕 オキシコナゾール(抗真菌薬)

OFLX 〔ofloxacin〕 オフロキサシン(抗菌薬)

OK-432 抗悪性腫瘍溶連菌製剤。商品名:ピシバニール。OK-432は治験番号

OPZ 〔omeprazole〕 オメプラゾール（プロトンポンプ阻害薬）

OZs 〔oxazolidinones〕 オキサゾリジノン系抗菌薬

P

PAC 〔paclitaxel〕 パクリタキセル（抗がん薬）。PTX, TXL

PAPM/BP 〔panipenem/betamipron〕 パニペネム・ベタミプロン（抗菌薬）

PAS-Ca 〔calcium *p*-aminosalicylate acid〕 パラアミノサリチル酸カルシウム（抗結核薬）

PB 〔phenobarbital〕 フェノバルビタール（抗てんかん薬）

P-CAB 〔potassium-competitive acid blockers〕 カリウムイオン競合型アシッドブロッカー

PCG 〔penicillin G, benzylpenicillin〕 ペニシリンG, ベンジルペニシリン（抗菌薬）

PCs 〔penicillins〕 ペニシリン系抗菌薬

PCZ 〔procarbazine〕 プロカルバジン（抗がん薬）

Peg-IFN 〔peginterferon〕 ペグインターフェロン

PEP 〔peplomycin〕 ペプロマイシン（抗がん薬）

PHT 〔phenytoin〕 フェニトイン（抗てんかん薬）

PI 〔protease inhibitors〕 プロテアーゼ阻害薬

PIPC 〔piperacillin〕 ピペラシリン（抗菌薬）

PL-B 〔polymyxin B〕 ポリミキシンB（抗菌薬）

PLs 〔polypeptides〕 ポリペプチド系抗菌薬

PMR 〔pimaricin〕 ピマリシン（抗真菌薬）

PPA 〔pipemidic acid〕 ピペミド酸（抗菌薬）

PPI 〔proton pump inhibitors〕 プロトンポンプ阻害薬

PRM 〔primidone〕 プリミドン（抗てんかん薬）

PSK 〔polysaccharide-Kureha〕 クレスチン（抗がん薬）

PSL 〔prednisolone〕 プレドニゾロン（ステロイド）

PTU 〔propylthiouracil〕 プロピルチオウラシル（抗甲状腺薬）

PTV 〔paritaprevir〕 パリタプレビル（抗C型肝炎ウイルス薬）

PTX 〔paclitaxel〕 パクリタキセル（抗がん薬）。PAC, TXL

PUFX 〔prulifloxacin〕 プルリフロキサシン（抗菌薬）

PZA 〔pyrazinamide〕 ピラジナミド（抗菌薬）

PZFX 〔pazufloxacin〕 パズフロキサシン（抗菌薬）

Q

QLs 〔quinolones〕 キノロン系抗菌薬

R

R（Rx） 〔rituximab〕 リツキシマブ（抗がん薬）

RAL 〔raltegravir〕 ラルテグラビル（抗HIV薬）

RBT 〔rifabutin〕 リファブチン（抗結核薬）

RBV 〔ribavirin〕 リバビリン（抗C型肝炎ウイルス薬）

RFP 〔rifampicin〕 リファンピシン（抗結核薬）

RPV 〔rilpivirine〕 リルピビリン（抗HIV薬）

RPZ 〔rabeprazole〕 ラベプラゾール（プロトンポンプ阻害薬）

RSM 〔ribostamycin〕 リボスタマイシン（抗菌薬）

RTV 〔ritonavir〕 リトナビル（抗HIV薬）

RXM 〔roxithromycin〕 ロキシスロマイシン（抗菌薬）

S

S-1 ティーエスワン（商品名）（抗がん薬）。S-1は治験コード

SABA 〔short-acting beta$_2$-agonists〕 短時間作用性β_2刺激薬

SAMA 〔short-acting muscarinic antagonists〕 短時間作用性抗コリン薬

SASP 〔salazosulfapyridine〕 サラゾスルファピリジン（抗炎症薬）

SBT/ABPC 〔sulbactam/ampicillin〕 スルバクタム・アンピシリン（抗菌薬）

SBT/CPZ 〔sulbactam/cefoperezone〕 スルバクタム・セフォペラゾン（抗菌薬）

SBTPC スルタミシリン（抗菌薬）

SDA 〔serotonin dopamine antagonists〕 セロトニン・ド

パミン拮抗薬

SERM 〔selective estrogen receptor modulater〕 選択的エストロゲン受容体モジュレーター

SGLT2 〔sodium-glucose cotransporter 2 inhibitors〕 SGLT2 阻害薬

SM 〔streptomycin〕 ストレプトマイシン（抗菌薬）

SM 〔salmeterol xinafoate〕 サルメテロールキシナホ酸塩（喘息治療薬）

SMV 〔simeprevir〕 シメプレビル（抗 C 型肝炎ウイルス薬）

SNMC 〔stronger neo-minophagen C〕 強力ネオミノファーゲンシー（商品名）（肝機能改善薬）

SNRI 〔serotonin-norepinephrine reuptake inhibitors〕 セロトニン・ノルアドレナリン再取り込み阻害薬

SOF 〔sofosbuvir〕 ソホスブビル（抗 C 型肝炎ウイルス薬）

SPAC シタラビンオクホスファート（抗がん薬）

SPCM 〔spectinomycin〕 スペクチノマイシン（抗菌薬）

SPM 〔spiramycin〕 スピラマイシン（抗菌薬）

SQV 〔saquinavir〕 サキナビル（抗 HIV 薬）

SSRI 〔selective serotonin reuptake inhibitors〕 選択的セロトニン再取り込み阻害薬

ST 〔sulfamethoxazole-trimethoprim〕 スルファメトキサゾール-トリメトプリム（抗菌薬）

STFX 〔sitafloxacin〕 シタフロキサシン（抗菌薬）

SU 〔sulfonylureas〕 スルホニルウレア系薬

T

Tac 〔tacrolimus〕 タクロリムス（免疫抑制薬）。FK506

TAM 〔tamoxifen〕 タモキシフェン（抗がん薬）

TAZ/PIPC 〔tazobactam/piperacillin〕 タゾバクタム・ピペラシリン（抗菌薬）

TBPM-PI 〔tebipenem-pivoxil〕 テビペネム–ピボキシル（抗菌薬）

TC 〔tetracycline〕 テトラサイクリン（抗菌薬）

TCs 〔tetracyclines〕 テトラサイクリン系抗菌薬

TDF 〔tenofovir〕 テノホビル（抗B型肝炎ウイルス薬，抗HIV薬）

TEIC 〔teicoplanin〕 テイコプラニン（抗菌薬）

TFLX 〔tosufloxacin〕 トスフロキサシン（抗菌薬）

TGC 〔tigecycline〕 チゲサイクリン（抗菌薬）

TGF 〔tegafur〕 テガフール（抗がん薬）。FT

THAL 〔thalidomide〕 サリドマイド（抗がん薬）

THP 〔pirarubicin〕 ピラルビシン（抗がん薬）

TKI 〔tyrosine kinase inhibitors〕 チロシンキナーゼ阻害薬

TMZ 〔temozolomide〕 テモゾロミド（抗がん薬）

TOB 〔tobramycin〕 トブラマイシン（抗菌薬）

TPM 〔topiramate〕 トピラマート（抗てんかん薬）

TS-1 ティーエスワン（商品名）（抗がん薬）。S-1

TVR 〔telaprevir〕 テラプレビル（抗C型肝炎ウイルス薬）

TXL パクリタキセル(抗がん薬)。商品名:タキソール。PAC, PTX

TXT 〔docetaxel〕 ドセタキセル(抗がん薬)。DOC, DTX

U

UBX 〔ubenimex〕 ウベニメクス(抗がん薬)。BES, BST

UDCA 〔ursodeoxycholic acid〕 ウルソデオキシコール酸(肝機能改善薬)

UFT ユーエフティ(商品名)(抗がん薬)

V

VACV 〔valaciclovir〕 バラシクロビル(抗ウイルス薬)

VAN 〔vaniprevir〕 バニプレビル(抗C型肝炎ウイルス薬)

VBL 〔vinblastine〕 ビンブラスチン(抗がん薬)。VLB

VCM 〔vancomycin〕 バンコマイシン(抗菌薬)

VCR 〔vincristine〕 ビンクリスチン(抗がん薬)

VDS 〔vindesine〕 ビンデシン(抗がん薬)

VGCV 〔valganciclovir〕 バルガンシクロビル(抗ウイルス薬)

VLB 〔vinblastine〕 ビンブラスチン(抗がん薬)。VBL

VNB 〔vinorelbine〕 ビノレルビン(抗がん薬)。VNR

VNR 〔vinorelbine〕 ビノレルビン(抗がん薬)。VNB

VP-16 エトポシド(抗がん薬)。ETP

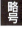

VPA 〔valproate〕 バルプロ酸（抗てんかん薬）

VRCZ 〔voriconazole〕 ボリコナゾール（抗真菌薬）

W

WF 〔warfarin〕 ワルファリン（抗凝固薬）

Z

ZDV 〔zidovudine〕 ジドブジン（抗HIV薬）。AZT

ZNS 〔zonisamide〕 ゾニサミド（抗てんかん薬）

数字，その他

254-s ネダプラチン（抗がん薬）。254-sは治験成分記号。NDP

3TC ラミブジン（抗B型肝炎ウイルス薬，抗HIV薬）

5-ASA 〔5-aminosalicylic acid〕 メサラジン（5-アミノサリチル酸，抗炎症薬）

5'-DFUR 〔doxifluridine〕 ドキシフルリジン（抗がん薬）

5-FC 〔flucytosine, 5-fluorocytosine〕 フルシトシン，5-フルオロシトシン（抗真菌薬）

5-FU 〔fluorouracil〕 フルオロウラシル（抗がん薬）

6-MP 〔mercaptopurine〕 メルカプトプリン（抗がん薬）

α-GI 〔α-glucosidase inhibitors〕 αグルコシダーゼ阻害薬

付　録

1. 医薬品添付文書上の用語の定義 ……… 134
2. 臨床検査基準値一覧 ………………………… 137
3. 抗がん薬 主なレジメン一覧 …………… 140
4. 主な TDM 対象薬と有効血中濃度 …… 144
5. 経口用抗菌薬適応菌種一覧 ……………… 148
6. 注射用抗菌薬適応菌種一覧 ……………… 156

1. 医薬品添付文書上の用語の定義

①規制区分

規制区分	解 説
毒薬・劇薬	医薬品医療機器等法により，毒性が強いものとして厚生労働大臣の指定する医薬品を毒薬といい，劇性が強いものとして指定する医薬品を劇薬という
麻 薬	中枢神経系に作用し，精神機能に影響を及ぼす物質で，依存性があり，乱用された場合の有害性が強いとされるもの。「麻薬及び向精神薬取締法」において指定されている（モルヒネ，オキシコドン，ペチジン，コカイン等）
向精神薬	中枢神経系に作用して精神機能に影響を及ぼす物質のうち，依存性があり，かつ乱用された場合に有害性が麻薬，覚せい剤より低いもの。「麻薬及び向精神薬取締法」において，乱用の危険性や医療上の有用性の程度から第1種，第2種，第3種に分類される（第1種：メチルフェニデート，モダフィニル等，第2種：ブプレノルフィン，ペンタゾシン等，第3種：ジアゼパム，フェノバルビタール等）
覚せい剤	依存性があり，乱用された場合の有害性が強く，かつ強い覚せい作用を有する。「覚せい剤取締法」において，フェニルアミノプロパン（アンフェタミン），フェニルメチルアミノプロパン（メタンフェタミン），それらと同種の覚せい作用を有し，政令で指定するもの，およびこれらのいずれかを含有するものが指定されている

規制区分	解説
覚せい剤原料	覚せい剤の製造原料として使用されるものをいい,「覚せい剤取締法」においてエフェドリン,メチルエフェドリンを含有するもの(ただし,10%以下を含有するものを除く),セレギリン等が指定されている
習慣性医薬品	効果を求めて使用を継続しようとしたくなるもの,効果に対して精神的依存を生じるものが指定される(ベンゾジアゼピン系薬やオピオイドに指定されているものがある)
処方箋医薬品	医薬品医療機器等法の規定により,医師,歯科医師または獣医師の処方箋によらなければ販売または授与してはならない医薬品のこと

②容器等

密閉容器	通常の取り扱い,運搬または保存状態において,固形の異物が混入することを防ぎ,内容医薬品の損失を防ぐことができる容器
気密容器	通常の取り扱い,運搬または保存状態において,固形または液状の異物が侵入せず,内容医薬品の損失,風解,潮解または蒸発を防ぐことができる容器
密封容器	通常の取り扱い,運搬または保存状態において,気体の侵入しない容器
遮光	通常の取り扱い,運搬または保存状態において,内容医薬品に規定された性状および品質に対して影響を与える光の透過を防ぎ,内容医薬品を光の影響から保護することができることをいう

③温度

標準温度	20℃
常 温	15〜25℃
室 温	1〜30℃
微 温	30〜40℃
冷 所	別に規定するもののほか,1〜15℃の場所

④溶解性を示す用語の定義

用 語	溶質1gまたは1mLを溶かすに要する溶媒量	
極めて溶けやすい		1mL未満
溶けやすい	1mL以上	10mL未満
やや溶けやすい	10mL以上	30mL未満
やや溶けにくい	30mL以上	100mL未満
溶けにくい	100mL以上	1,000mL未満
極めて溶けにくい	1,000mL以上	10,000mL未満
ほとんど溶けない	10,000mL以上	

各種法律,第十七改正日本薬局方 通則をもとに作成(2017年2月時点)

2. 臨床検査基準値一覧

	検査項目	基準値
肝機能検査	TP：総蛋白	6.7 〜 8.3g/dL
	Alb：血清アルブミン	3.8 〜 5.2g/dL
	T-Bil：総ビリルビン	0.3 〜 1.2mg/dL
	D-Bil：直接ビリルビン	0.4mg/dL 以下
	I-Bil：間接ビリルビン	0.8mg/dL 以下
	AST（GOT）	10 〜 40U/L
	ALT（GPT）	5 〜 40U/L
	ALP：アルカリホスファターゼ	115 〜 359U/L
	γ-GPT：γ-グルタミルトランスペプチターゼ	M：70U/L 以下 F：30U/L 以下
	ChE：コリンエステラーゼ	M：242 〜 495U/L F：200 〜 459U/L
	LDH：乳酸脱水素酵素	115 〜 245U/L
	PT：プロトロンビン時間・活性	70 〜 130%
腎機能検査	BUN：血液尿素窒素	8 〜 22mg/dL （F：10 〜 20% 低値）
	Cr：クレアチニン	M：0.61 〜 1.04mg/dL F：0.47 〜 0.79mg/dL
	UA：尿酸	M：3.7 〜 7.0mg/dL F：2.5 〜 7.0mg/dL
血液一般検査	RBC：赤血球（数）	M：427 〜 570万/μL F：376 〜 500万/μL
	Hb：ヘモグロビン（血色素）	M：13.5 〜 17.6g/dL F：11.3 〜 15.2g/dL

検査項目		基準値
血液一般検査	Ht：ヘマトクリット	M：39.8〜51.8% F：33.4〜44.9%
	網赤血球数	M：0.2〜2.7% F：0.2〜2.6%
	PLT：血小板（数）	M：13.1〜36.2万/μL F：13.0〜36.9万/μL
	WBC：白血球（数）	M：3,900〜9,800/μL F：3,500〜9,100/μL
	MCV：平均赤血球容積	M：82.7〜101.6fL F：79.0〜100fL
	MCH：平均赤血球血色素量	M：28.0〜34.6pg F：26.3〜34.3pg
	MCHC：平均赤血球血色素濃度	M：31.6〜36.6% F：30.7〜36.6%
電解質・鉱質	Na：ナトリウム	136〜147mEq/L
	Cl：クロール	98〜109mEq/L
	K：カリウム	3.6〜5.0mEq/L
	Ca：カルシウム	8.5〜10.2mg/dL
	P：リン	2.4〜4.3mg/dL
動脈血ガス分析	pH	7.35〜7.45
	PaO_2：動脈血酸素分圧	80mmHg以上
	$PaCO_2$：動脈血二酸化炭素分圧	35〜45（40）mmHg
	SaO_2：動脈血酸素飽和度	95%以上
	HCO_3^-：重炭酸イオン	22〜26mEq/L
	Base excess	−3〜+3mmol/L

	検査項目	基準値
糖尿病の指標	グルコース	70～109mg/dL
	インスリン	1.84～12.2μIU/mL
	HbA1c	4.6～6.2%（NGSP）
	グリコアルブミン	12.4～16.3%
	1,5AG	M：14.9～44.7μg/mL F：12.4～28.8μg/mL
脂質	TC：総コレステロール	150～219mg/dL
	HDL-コレステロール	M：40～86mg/dL F：40～96mg/dL
	LDL-コレステロール	70～139mg/dL
	TG：トリグリセライド	50～149mg/dL
尿検査	比重	1.005～1.030
	pH	5.0～7.5
	蛋白定性	（－）
	微量アルブミン	（－） 随時尿＜30mg/gcr
	糖定性	（－）
	潜血	（－） 沈渣＜5～6個/視野
	ウロビリノーゲン	（±）
	ビリルビン	（－）
	ケトン体	（－）

※臨床検査基準値は各施設の検査方法等によって異なります。あくまでも参考値としてご利用ください。

(池田千恵子：改訂6版 薬剤師のための臨床検査の知識．じほう，2016をもとに作成)

3. 抗がん薬　主なレジメン一覧

レジメン名	組合せ薬剤名	主な適応がん種
ABVD	ドキソルビシン(ADM)＋ブレオマイシン(BLM)＋ビンブラスチン(VLB)＋ダカルバジン(DTIC)	悪性リンパ腫
AC	ドキソルビシン(ADM)＋シクロホスファミド(CPA)	乳がん
AP	ドキソルビシン(ADM)＋シスプラチン(CDDP)	子宮体がん
BD	ボルテゾミブ(BOR)＋デキサメタゾン(DEX)	多発性骨髄腫
BEP	ブレオマイシン(BLM)＋エトポシド(ETP)＋シスプラチン(CDDP)	卵巣がん，精巣がん
CAF	シクロホスファミド(CPA)＋ドキソルビシン(ADM)＋フルオロウラシル(5-FU)	乳がん
CAG	シタラビン(Ara-C)＋アクラルビシン(ACR)＋フィルグラスチムorレノグラスチム(G-CSF)	急性白血病，骨髄異形成症候群
CAP	シクロホスファミド(CPA)＋ドキソルビシン(ADM)＋シスプラチン(CDDP)	子宮体がん，卵巣がん
CapeOX	カペシタビン(Cape)＋オキサリプラチン(L-OHP)	大腸がん
CHOP	シクロホスファミド(CPA)＋ドキソルビシン(ADM)＋ビンクリスチン(VCR)＋プレドニゾロン(PSL)	悪性リンパ腫
CMF	シクロホスファミド(CPA)＋メトトレキサート(MTX)＋フルオロウラシル(5-FU)	乳がん
C-MOPP	シクロホスファミド(CPA)＋ビンクリスチン(VCR)＋プロカルバジン(PCZ)＋プレドニゾロン(PSL)	悪性リンパ腫

付録3. 抗がん薬 主なレジメン一覧

レジメン名	組合せ薬剤名	主な適応がん種
CP	シクロホスファミド(CPA)+シスプラチン(CDDP)	卵巣がん
CP	カルボプラチン(CBDCA)+パクリタキセル(PTX)	非小細胞肺がん
DC	ドセタキセル(DTX)+カルボプラチン(CBDCA)	卵巣がん
DCF	ドセタキセル(DTX)+シスプラチン(CDDP)+フルオロウラシル(5-FU)	胃がん、食道がん
DeVIC	デキサメタゾン(DEX)+エトポシド(ETP)+イホスファミド(IFM)+カルボプラチン(CBDCA)	悪性リンパ腫
EC	エピルビシン(EPI)+シクロホスファミド(CPA)	乳がん
EP	エトポシド(ETP)+シスプラチン(CDDP)	小細胞肺がん、精巣がん
EPOCH	エトポシド(ETP)+ビンクリスチン(VCR)+ドキソルビシン(ADM)+シクロホスファミド(CPA)+プレドニゾロン(PSL)	悪性リンパ腫
ESHAP	エトポシド(ETP)+メチルプレドニゾロン(mPSL)+大量シタラビン(Ara-C)+シスプラチン(CDDP)	悪性リンパ腫
FEC	フルオロウラシル(5-FU)+エピルビシン(EPI)+シクロホスファミド(CPA)	乳がん
FLOX	フルオロウラシル(5-FU)+レボホリナート(ℓ-LV)+オキサリプラチン(L-OHP)	大腸がん
FOLFIRI	フルオロウラシル(5-FU)+レボホリナート(ℓ-LV)+イリノテカン(CPT-11)	大腸がん
FOLFIRINOX	フルオロウラシル(5-FU)+レボホリナート(ℓ-LV)+イリノテカン(CPT-11)+オキサリプラチン(L-OHP)	膵臓がん

付録3. 抗がん薬 主なレジメン一覧

レジメン名	組合せ薬剤名	主な適応がん種
FOLFOX	フルオロウラシル(5-FU)＋レボホリナート(ℓ-LV)＋オキサリプラチン(L-OHP)	大腸がん
GEMOX	ゲムシタビン(GEM)＋オキサリプラチン(L-OHP)	精巣がん
ICE	イホスファミド(IFM)＋カルボプラチン(CBDCA)＋エトポシド(ETP)	悪性リンパ腫
IRIS	イリノテカン(CPT-11)＋テガフール・ギメラシル・オテラシルカリウム(S-1)	大腸がん
MP	メルファラン(L-PAM)＋プレドニゾロン(PSL)	多発性骨髄腫
M-VAC	メトトレキサート(MTX)＋ビンブラスチン(VLB)＋ドキソルビシン(ADM)＋シスプラチン(CDDP)	膀胱がん
R-CHOP	リツキシマブ＋シクロホスファミド(CPA)＋ドキソルビシン(ADM)＋ビンクリスチン(VCR)＋プレドニゾロン(PSL)	悪性リンパ腫
R-CVP	リツキシマブ＋シクロホスファミド(CPA)＋ビンクリスチン(VCR)＋プレドニゾロン(PSL)	悪性リンパ腫
R-DHAP	リツキシマブ＋デキサメタゾン(DEX)＋シタラビン(Ara-C)＋シスプラチン(CDDP)	悪性リンパ腫
R-EPOCH	リツキシマブ＋エトポシド(ETP)＋ビンクリスチン(VCR)＋ドキソルビシン(ADM)＋シクロホスファミド(CPA)＋プレドニゾロン(PSL)	悪性リンパ腫
R-FCM	リツキシマブ＋フルダラビン(FLU)＋シクロホスファミド(CPA)＋ミトキサントロン(MIT)	悪性リンパ腫
SOX	テガフール・ギメラシル・オテラシルカリウム(S-1)＋オキサリプラチン(L-OHP)	胃がん，大腸がん

付録3. 抗がん薬 主なレジメン一覧

レジメン名	組合せ薬剤名	主な適応がん種
TAC	ドセタキセル(DTX)＋ドキソルビシン(ADM)＋シクロホスファミド(CPA)	乳がん
TAP	パクリタキセル(PTX)＋ドキソルビシン(ADM)＋シスプラチン(CDDP)	子宮体がん
TC	ドセタキセル(DTX)＋シクロホスファミド(CPA)	乳がん
TC (TJ)	パクリタキセル(PTX)＋カルボプラチン(CBDCA)	子宮体がん，卵巣がん
TIP	パクリタキセル(PTX)＋イホスファミド(IFM)＋シスプラチン(CDDP)	卵巣がん，精巣がん
TP	パクリタキセル(PTX)＋シスプラチン(CDDP)	卵巣がん
VAC	ビンクリスチン(VCR)＋アクチノマイシンD(ACT-D)＋シクロホスファミド(CPA)	卵巣がん
VAD	ビンクリスチン(VCR)＋ドキソルビシン(ADM)＋デキサメタゾン(DEX)	多発性骨髄腫
VCP	ビンクリスチン(VCR)＋シクロホスファミド(CPA)＋プレドニゾロン(PSL)	悪性リンパ腫
VelP	ビンブラスチン(VLB)＋イホスファミド(IFM)＋シスプラチン(CDDP)	卵巣がん，精巣がん
VIP	エトポシド(ETP)＋イホスファミド(IFM)＋シスプラチン(CDDP)	卵巣がん，精巣がん
XELOX	カペシタビン(Cape)＋オキサリプラチン(L-OHP)	大腸がん

4. 主な TDM 対象薬と有効血中濃度

薬効	薬品	一般的な有効血中濃度	採血時間, 他
抗てんかん薬	カルバマゼピン	4～12mg/L(抗痙攣作用) 6～8mg/L(三叉神経痛)	初回投与開始後：1～2週間毎のトラフ, 3～4週で定常状態。投与量変更後：4～5日後の定常状態のトラフ
	フェノバルビタール	10～35mg/L(30～S.E.)	初回投与開始後：2～3週間後, ～4週で定常状態。投与量変更後：4～5日以降
	フェニトイン	10～20mg/L(小児5～)	5～7日間隔でトラフ値の調整
	プリミドン	5～12mg/L	投与2日以降におけるトラフ
	バルプロ酸	40～125mg/L	初回・変更後：3～5日後以降のトラフ
	クロナゼパム(リボトリール)	0.02～0.07mg/L	投与1週間後におけるトラフ
	ゾニサミド(エクセグラン)	10～30mg/L(30～S.E.)	投与2～3週間後におけるトラフ
強心薬	ジゴキシン	0.5～1.1ng/mL(0.5～0.8)	投与3日以降におけるトラフ
抗不整脈薬	プロカインアミド(アミサリン)	3～10mg/L(N-アセチルプロカインアミド9～20mg/L)	トラフ($t_{1/2}$ = 3.3h, SS = ～1d)

付録 4. 主な TDM 対象薬と有効血中濃度

薬効	薬品	一般的な有効血中濃度	採血時間, 他
抗不整脈薬	ジソピラミド(リスモダン)	1.5〜5mg/L(4〜S.E.)	トラフ($t_{1/2}$ = 6h〜)
	キニジン	3〜7mg/L	トラフ($t_{1/2}$ = 6〜7h, SS = 30〜35h)
	シベンゾリン(シベノール)	0.27〜0.32mg/L	トラフ($t_{1/2}$ = 7h), 50%〜R
	プロパフェノン(プロノン)	0.05〜1.0mg/L	5.5 ± 2h(EM), 17 ± 8h(PM)
	メキシレチン(メキシチール)	0.5〜2mg/L	トラフ($t_{1/2}$ = 9.2 ± 2.1h〜)
	リドカイン	1〜5mg/L	トラフ($t_{1/2}$ = 1〜6h, SS = 6〜12h)
	アプリンジン(アスペノン)	0.25〜1.25mg/L	トラフ($t_{1/2}$ = 8〜15.8h)
	フレカイニド(タンボコール)	0.2〜0.8mg/L	トラフ($t_{1/2}$ = 14 ± 5h〜)
	ピルシカイニド(サンリズム)	0.2〜0.9mg/L	トラフ($t_{1/2}$ = 3〜5h), 90%R
	アミオダロン(アンカロン)	0.5〜2.0mg/L	トラフ($t_{1/2}$ = 19〜53d)
	ソタロール(ソタコール)	1〜3mg/L	トラフ($t_{1/2}$ = 7.5 ± 0.8h〜), 80%〜R
	ベラパミル(ワソラン)	50〜150ng/mL	トラフ

付録4. 主なTDM対象薬と有効血中濃度

薬効	薬品	一般的な有効血中濃度	採血時間,他
移植	シクロスポリン	腎移植:100ng/mL未満(3カ月以降),肝移植:200ng/mL以下,骨髄移植:150～250ng/mL,ベーチェット病:50～200ng/mL,乾癬:80～100ng/mL,再生不良性貧血:150～250ng/mL,ネフローゼ症候群:150ng/mL	トラフ
移植	タクロリムス	腎移植:5ng/mL未満(3カ月以降),肝移植:5ng/mL前後(維持期),5ng/mL未満(3カ月以降),リウマチ:3～5ng/mL,重症筋無力症:10ng/mL未満	トラフ
抗菌薬	ゲンタマイシン/トブラマイシン	ピーク*:15～25mg/L(O.D.) トラフ:<1mg/L(O.D.) ピーク:3～5(IE) トラフ:<1(IE)	投与開始3日目(2日目可) 点滴開始後1時間および投与前30分以内
抗菌薬	アミカシン	ピーク*:56～64mg/L(O.D.) トラフ:<1mg/L(O.D.)	
抗菌薬	アルベカシン	ピーク*:15～20mg/L(O.D.) トラフ:<1mg/L(O.D.)	
抗菌薬	バンコマイシン	ピーク**:<40～50mg/L トラフ:10～20mg/L	投与開始3日目のトラフ(必要時ピーク)
抗菌薬	テイコプラニン	トラフ:15～30mg/L	投与開始3～4日目のトラフ,7日目のトラフ
抗真菌薬	ボリコナゾール	有効性:トラフ値≧2μg/mL 安全性:>4～5.5μg/mLで注意	5～7日目以降の定常状態のトラフ

付録 4. 主な TDM 対象薬と有効血中濃度

薬効	薬 品	一般的な有効血中濃度	採血時間, 他
呼吸	テオフィリン	5〜20mg/L（小児5〜15）	トラフ,（ピーク：副作用）
その他	サリチル酸	15〜25mg/dL	トラフ
	リチウム製剤	0.5〜1.5mEq/L	トラフ
	ハロペリドール	5〜15ng/mL	トラフ
	メトトレキサート	48時間後：1μM以下	投与開始後(24), 48, 72時間

S.E：side effect, EM：extensive metabolizers, PM：poor metabolizers, O.D.：once a day, R：renal excretion rate, IE：感染性心内膜炎, ピーク*：点滴開始後1時間, ピーク**：点滴開始後1〜2時間

（木村利美・編：図解よくわかるTDM第3版. p355, じほう, 2014より転載）

5. 経口用抗菌薬適応菌種一覧

分類	代表的商品名	一般名	略号	グラム陽性球菌 ブドウ球菌属	グラム陽性球菌 レンサ球菌属	グラム陽性球菌 肺炎球菌属	グラム陽性球菌 腸球菌属	グラム陰性球菌 淋菌	グラム陰性球菌 モラクセラ・カタラーリス	グラム陰性桿菌 大腸菌	グラム陰性桿菌 赤痢菌	グラム陰性桿菌 サルモネラ属	グラム陰性桿菌 シトロバクター属
ペニシリン系薬	バイシリンG	ベンジルペニシリンベンザチン水和物	PCG	■	■	■							
広範囲ペニシリン系薬	ビクシリン	アンピシリン	ABPC	■	■	■	■			■	■	■	
広範囲ペニシリン系薬	ビクシリンS	アンピシリン水和物・クロキサシリンナトリウム水和物	ABPC/MCIPC	■	■	■	■			■	■	■	
広範囲ペニシリン系薬	パセトシン アモリン サワシリン	アモキシシリン水和物	AMPC	■	■	■	■			■	■	■	
広範囲ペニシリン系薬	ペングッド	バカンピシリン塩酸塩	BAPC	■	■	■	■			■	■	■	
ペニシリン系薬(β-ラクタマーゼ阻害薬配合・化合)	オーグメンチン	クラブラン酸カリウム/アモキシシリン水和物	CVA/AMPC	■	■	■				■			
ペニシリン系薬(β-ラクタマーゼ阻害薬配合・化合)	クラバモックス	クラブラン酸カリウム/アモキシシリン水和物	CVA/AMPC	■	■	※				■			
ペニシリン系薬(β-ラクタマーゼ阻害薬配合・化合)	ユナシン	スルタミシリントシル酸塩水和物	SBTPC	■	■	■			錠	■			
第一世代セフェム系薬	ケフレックス センセファリン	セファレキシン	CEX	■	■				カ	■			
第一世代セフェム系薬	L-ケフレックス	セファレキシン	CEX	■	■					■			
第一世代セフェム系薬	オラスポア	セフロキサジン水和物	CXD	■	■					■			
第一世代セフェム系薬	ケフラール L-ケフラール	セファクロル	CCL	■	■	※				■			
第二世代セフェム系薬	オラセフ	セフロキシムアキセチル	CXM-AX	■	■					■			
第二世代セフェム系薬	バンスポリンT	セフォチアムヘキセチル塩酸塩	CTM-HE	■	■					■			
第三世代セフェム系薬	トミロン	セフテラムピボキシル	CFTM-PI	■	■	■		錠		■		錠	
第三世代セフェム系薬	セフスパン	セフィキシム水和物	CFIX		■	■				■			
第三世代セフェム系薬	バナン	セフポドキシムプロキセチル	CPDX-PR	■	■	■		錠		■			
第三世代セフェム系薬	セフゾン	セフジニル	CFDN	■	■	■			カ	■			
第三世代セフェム系薬	セフテム	セフチブテン水和物	CETB		■	■				■			
第三世代セフェム系薬	メイアクトMS	セフジトレンピボキシル	CDTR-PI	■	■	■				■			
第三世代セフェム系薬	フロモックス	セフカペンピボキシル塩酸塩水和物	CFPN-PI	■	■	■		※		■			
第三世代セフェム系薬	エポセリン(坐)	セフチゾキシムナトリウム	CZX	■	■	■				■			

錠：錠剤のみ適応
カ：カプセル剤のみ適応
＊：プロテウス・ミラビリス
＊2：プレボテラ・ビビアを除く
＊3：プロビデンシア・レットゲリ
＊4：黄色ブドウ球菌
＊5：プレボテラ・メラニノジェニカ
＊6：マイコプラズマ・ニューモニエ

付録5. 経口用抗菌薬適応菌種一覧

- 収載の情報は,原則として添付文書に基づいた(2016年11月現在)
- 商品名は,スペースの都合上,代表的なもののみとした

グラム陰性菌											嫌気性菌			その他			その他適応菌種
			桿菌														
クレブシエラ属	エンテロバクター属	セラチア属	プロテウス属	モルガネラ・モルガニー	プロビデンシア属	インフルエンザ菌	シュードモナス属	緑膿菌	バークホルデリア・セパシア	アシネトバクター属	ペプトストレプトコッカス属	プレボテラ属	バクテロイデス属	アクネ菌	リケッチア属	クラミジア属	マイコプラズマ属	
																		梅毒トレポネーマ
			＊															炭疽菌,放線菌,梅毒トレポネーマ(カプセルのみ)
			＊															
			＊															ヘリコバクター・ピロリ,梅毒トレポネーマ
													＊2					
													＊2					※:PCGに対するMIC≦2μg/mL
			＊															
カ	カ	カ	カ															
			＊ ※															※:小児用顆粒適応なし
			＊ ※															※:L-ケフラール適応なし
			＊															
			＊															
錠	錠										錠							
											錠							
			＊		カ						カ			カ				
				＊3														百日咳菌(小児用細粒の小児適応のみ)
													＊2					※:小児に対する適応はなし
													＊5					

＊7:肺炎桿菌
＊8:クラミジア・ニューモニエ
＊9:オリエンチア・ツツガムシ
＊10:クラミジア・トラコマティス
＊11:Q熱リケッチア
＊12:エンテロコッカス・フェシウムを除く
＊13:モラクセラ・ラクナータ
＊14:シュードモナス・フルオレッセンス

付録5. 経口用抗菌薬適応菌種一覧

分類	代表的商品名	一般名	略号	グラム陽性球菌 ブドウ球菌属	レンサ球菌属	肺炎球菌属	腸球菌属	グラム陰性菌 球菌 淋菌	モラクセラ・カタラーリス	桿菌 大腸菌	赤痢菌	サルモネラ属	シトロバクター属
ペネム系薬	ファロム	ファロペネムナトリウム水和物	FRPM	■	■	■	■			■	■		■
カルバペネム系	オラベネム	テビペネムピボキシル	TBPM-PI	*4		■							
アミノグリコシド系薬	カナマイシン	カナマイシン一硫酸塩	KM							■	■		
マクロライド系薬	エリスロシン	エリスロマイシンステアリン酸塩、エリスロマイシンエチルコハク酸エステル	EM	■	■	■		■					
	ジョサマイシン	ジョサマイシン	JM	■	■	■		■					
	ジョサマイ	ジョサマイシンプロピオン酸エステル	JM	■	■	■		■					
	アセチルスピラマイシン	スピラマイシン酢酸エステル	AC-SPM	■	■	■							
	ルリッド	ロキシスロマイシン	RXM	■	■	■			■				
	クラリス クラリシッド	クラリスロマイシン	CAM	■	■	■			■				
	ジスロマック ジスロマックSR	アジスロマイシン水和物	AZM	■	■	■		■	■	※			
リンコマイシン系薬	リンコシン	リンコマイシン塩酸塩水和物	LCM	■	■	■							
	ダラシン	クリンダマイシン塩酸塩	CLDM	■	■	■							
テトラサイクリン系薬	アクロマイシンV アクロマイシン(経口)	テトラサイクリン塩酸塩	TC	■	■	■	■	■	■	■	■	■	■
	レダマイシン	デメチルクロルテトラサイクリン塩酸塩	DMCTC	■	■	■	■	■	■	■	■	■	■

錠 ：錠剤のみ適応
カ ：カプセル剤のみ適応
＊ ：プロテウス・ミラビリス
＊2：プレボテラ・ビビアを除く
＊3：プロビデンシア・レットゲリ
＊4：黄色ブドウ球菌
＊5：プレボテラ・メラニノジェニカ
＊6：マイコプラズマ・ニューモニエ

付録5. 経口用抗菌薬適応菌種一覧

グラム陰性菌 桿菌											嫌気性菌				その他			その他適応菌種
クレブシエラ属	エンテロバクター属	セラチア属	プロテウス属	モルガネラ・モルガニー	プロビデンシア属	インフルエンザ菌	シュードモナス属	緑膿菌	バークホルデリア・セパシア	アシネトバクター属	ペプトストレプトコッカス属	バクテロイデス属	プレボテラ属	アクネ菌	リケッチア属	クラミジア属	マイコプラズマ属	
	錠	*	錠	錠	錠						錠	錠	錠	錠				百日咳菌(ドライシロップ小児用のみ)
																		腸炎ビブリオ
																		髄膜炎菌, ジフテリア菌, 百日咳菌, トラコーマクラミジア, 梅毒トレポネーマ, 軟性下疳菌(錠のみ), 破傷風菌(錠のみ)
																		梅毒トレポネーマ
																	*6	
											200mg錠							レジオネラ属, 百日咳菌(小児用のみ), カンピロバクター属, マイコバクテリウム属(200mg錠のみ), マイコバクテリウム・アビウムコンプレックス(エイズに伴う)(小児のみ), ヘリコバクター・ピロリ(200mg錠のみ)
											※		250mg錠			※※	※※	レジオネラ・ニューモフィラ(250mg錠のみ) ※:小児用は適応なし ※※:小児用はクラミジア・ニューモニエ 600mg錠はマイコバクテリウム・アビウムコンプレックス(エイズに伴う)のみ
																	*6	炭疽菌, 軟性下疳菌, 百日咳菌, ブルセラ属, 野兎病菌, ガス壊疽菌群, 回帰熱ボレリア, ワイル病レプトスピラ
																	*6	炭疽菌, 軟性下疳菌, 百日咳菌, 野兎病菌, ガス壊疽菌群, ワイル病レプトスピラ

*7:肺炎桿菌
*8:クラミジア・ニューモニエ
*9:オリエンチア・ツツガムシ
*10:クラミジア・トラコマティス
*11:Q熱リケッチア
*12:エンテロコッカス・フェシウムを除く
*13:モラクセラ・ラクナータ
*14:シュードモナス・フルオレッセンス

付録5．経口用抗菌薬適応菌種一覧

分類	代表的商品名	一般名	略号	グラム陽性球菌 ブドウ球菌属	レンサ球菌属	肺炎球菌属	腸球菌属	グラム陰性球菌 淋菌	モラクセラ・カタラーリス	グラム陰性桿菌 大腸菌	赤痢菌	サルモネラ属	シトロバクター属
テトラサイクリン系薬	ビブラマイシン	ドキシサイクリン塩酸塩水和物	DOXY	■	■	■		■	■	■	■		
	ミノマイシン	ミノサイクリン塩酸塩	MINO	■	■	■		■	錠カ	■	錠カ		
グリコペプチド系薬	塩酸バンコマイシン	バンコマイシン塩酸塩	VCM	■	■	■	■						
ペプチド系薬	メタコリマイシン コリマイシン	コリスチンメタンスルホン酸ナトリウム	CL							■	■	■	■
	硫酸ポリミキシンB	ポリミキシンB硫酸塩	PL-B							■	■	■	■
クロラムフェニコール系薬	クロロマイセチン	クロラムフェニコール	CP	■	■	■		■		■	■	■	■
ホスホマイシン	ホスミシン	ホスホマイシンカルシウム水和物	FOM	■						■	■		
キノロン系薬	ウイントマイロン	ナリジクス酸	NA							■	■	※	■
	ドルコール	ピペミド酸水和物	PPA							■	■		■
ニューキノロン系薬	バクシダール	ノルフロキサシン	NFLX	■	■	■		錠100 200	■	■	■	■	■
	タリビッド	オフロキサシン	OFLX	■	■	■		■	■	■	■	■	■
	シプロキサン	塩酸シプロフロキサシン	CPFX	■	■	■		■	■	■	■	■	■
	バレオン ロメバクト	塩酸ロメフロキサシン	LFLX	■	■	■		■	■	■	■	■	■
	オゼックス トスキサシン	トスフロキサシントシル酸塩水和物	TFLX	錠	錠	※錠	錠			錠	錠	錠	錠

錠：錠剤のみ適応
カ：カプセル剤のみ適応
＊：プロテウス・ミラビリス
＊2：プレボテラ・ビビアを除く
＊3：プロビデンシア・レットゲリ
＊4：黄色ブドウ球菌
＊5：プレボテラ・メラニノジェニカ
＊6：マイコプラズマ・ニューモニエ

付録5. 経口用抗菌薬適応菌種一覧

グラム陰性菌 桿菌										嫌気性菌				その他		その他適応菌種
クレブシエラ属	エンテロバクター属	セラチア属	プロテウス属	モルガネラ・モルガニー	プロビデンシア属	インフルエンザ菌	シュードモナス属	緑膿菌	バークホルデリア・セパシア	アシネトバクター属	ペプトストレプトコッカス属	バクテロイデス属	プレボテラ属	アクネ菌	リケッチア属	クラミジア属 マイコプラズマ属	
*7																	炭疽菌,ペスト菌,コレラ菌,ブルセラ属,Q熱リケッチア(コクシエラ・ブルネティ)
			錠カ	錠カ	錠カ			錠カ							*9	*6	炭疽菌,梅毒トレポネーマ(顆粒除く)
																	MRSA,クロストリジウム・ディフィシル
*7																	錠:白血病治療時の腸管内殺菌のみ
															*10		髄膜炎菌,チフス菌,パラチフス菌,軟性下疳菌,百日咳菌,野兎病菌,ガス壊疽菌群
					*3												カンピロバクター属
*7																	腸炎ビブリオ ※:チフス菌,パラチフス菌除く
																	腸炎ビブリオ
	錠100 200				*3 錠100 200												炭疽菌,チフス菌,パラチフス菌,野兎病菌,カンピロバクター属 100・200mgのみ:コレラ菌,腸炎ビブリオ
*7															*10		らい菌,チフス菌,パラチフス菌,カンピロバクター属
																	炭疽菌,レジオネラ菌
																	カンピロバクター属
錠	錠	錠	錠	錠	錠	錠		錠	錠	錠	錠	錠	錠	錠	錠 *10		炭疽菌,コレラ菌 錠のみ:チフス菌,パラチフス菌,ステノトロホモナス・マルトフィリア ※:ペニシリン耐性肺炎球菌含む

*7:肺炎桿菌
*8:クラミジア・ニューモニエ
*9:オリエンチア・ツツガムシ
*10:クラミジア・トラコマティス
*11:Q熱リケッチア
*12:エンテロコッカス・フェシウムを除く
*13:モラクセラ・ラクナータ
*14:シュードモナス・フルオレッセンス

付録5. 経口用抗菌薬適応菌種一覧

分類	代表的商品名	一般名	略号	グラム陽性球菌 ブドウ球菌属	グラム陽性球菌 レンサ球菌属	グラム陽性球菌 肺炎球菌属	グラム陽性 腸球菌属	グラム陰性球菌 淋菌	グラム陰性球菌 モラクセラ・カタラーリス	グラム陰性桿菌 大腸菌	グラム陰性桿菌 赤痢菌	グラム陰性桿菌 サルモネラ属	シトロバクター属
ニューキノロン系薬	クラビット	レボフロキサシン水和物	LVFX	■	■	■	■	■	■	■	■	■	■
	スオード	プルリフロキサシン	PUFX	■	■	■	■			■	■	※	■
	アベロックス	モキシフロキサシン塩酸塩	MFLX	■	■	■	■		■	■			
	ジェニナック	メシル酸ガレノキサシン水和物	GRNX	■	■	※			■	■			
	グレースビット	シタフロキサシン水和物	STFX	■	■	■	■	■	■	■	■	■	■
サルファ剤	アプシード	スルファジメトキシン	SDM										
	バクタ バクトラミン	スルファメトキサゾール・トリメトプリム	ST							■	■		
オキサゾリジノン系薬	ザイボックス	リネゾリド	LZD										

錠：錠剤のみ適応　　　　　　　　　＊3：プロビデンシア・レットゲリ
カ：カプセル剤のみ適応　　　　　　＊4：黄色ブドウ球菌
＊ ：プロテウス・ミラビリス　　　　＊5：プレボテラ・メラニノジェニカ
＊2：プレボテラ・ビビアを除く　　　＊6：マイコプラズマ・ニューモニエ

グラム陰性菌 桿菌											嫌気性菌				その他			その他適応菌種
クレブシエラ属	エンテロバクター属	セラチア属	プロテウス属	モルガネラ・モルガニー	プロビデンシア属	インフルエンザ菌	シュードモナス菌	緑膿菌	バークホルデリア・セパシア	アシネトバクター属	ペプトストレプトコッカス属	バクテロイデス属	プレボテラ属	アクネ菌	リケッチア属	クラミジア属	マイコプラズマ属	
															*11	*8 *10	*6	炭疽菌, チフス菌, パラチフス菌, ペスト菌, コレラ菌, レジオネラ属, ブルセラ属, 野兎病菌, カンピロバクター属, 結核菌
																		コレラ菌　※：チフス菌, パラチフス菌除く
																*8	*6	レジオネラ・ニューモフィラ
																*8	*6	レジオネラ・ニューモフィラ ※：ペニシリン耐性肺炎球菌含む
																*8 *10	*6	レジオネラ・ニューモフィラ, ポルフィロモナス属, フソバクテリウム属
																		軟性下疳菌
										*3								チフス菌, パラチフス菌, ニューモシスチス・イロベチー
																		MRSA, VCM耐性エンテロコッカス・フェシウム

＊7：肺炎桿菌
＊8：クラミジア・ニューモニエ
＊9：オリエンチア・ツツガムシ
＊10：クラミジア・トラコマティス
＊11：Q熱リケッチア
＊12：エンテロコッカス・フェシウムを除く
＊13：モラクセラ・ラクナータ
＊14：シュードモナス・フルオレッセンス

(黒山政一：抗菌薬適応菌種一覧. 治療薬ハンドブック2017(髙久文麿・監). じほう, 付2-9, 2017 より転載)

6. 注射用抗菌薬適応菌種一覧

分類	代表的商品名	一般名	略号	ブドウ球菌属	レンサ球菌属	肺炎球菌	腸球菌属	淋菌	モラクセラ・カタラーリス	大腸菌	赤痢菌	サルモネラ属	シトロバクター属
ペニシリン系薬	ペニシリンGカリウム	ベンジルペニシリンカリウム	PCG	■	■	■	■	■	■				
広範囲ペニシリン系薬	ビクシリン	アンピシリンナトリウム	ABPC		■	■	■	■		■	■	■	
	ビクシリンS	アンピシリンナトリウム/クロキサシリンナトリウム水和物	ABPC/MCIPC	■	■	■	■	■		■	■	■	
	ペントシリン	ピペラシリンナトリウム	PIPC		■	■	■	■		■	■	■	
ペニシリン系薬(β-ラクタマーゼ阻害薬配合)	ユナシン-S	スルバクタムナトリウム/アンピシリンナトリウム	SBT/ABPC	■	■	■	■	■	■	■			
	ゾシン	タゾバクタムナトリウム/ピペラシリンナトリウム	TAZ/PIPC	■	■	■	■			■			■
第一世代セフェム系薬	コアキシン	セファロチンナトリウム	CET	■	■	■				■			
	セファメジンα	セファゾリンナトリウム水和物	CEZ	■	■	■				■			
第二世代セフェム系薬	パンスポリン	セフォチアム塩酸塩	CTM	■	■	■		■		■			■
	セフメタゾン	セフメタゾールナトリウム	CMZ	*5		■		■		■			
第三世代セフェム系薬	セフォタックス クラフォラン	セフォタキシムナトリウム	CTX	■	■	■		■	■	■	■	■	■
	ベストコール	セフメノキシム塩酸塩	CMX	■	■	■		■	■	■	■	■	■
	ケニセフ	セフォジジムナトリウム	CDZM	■	■	■		■	■	■	■	■	
	ロセフィン	セフトリアキソンナトリウム水和物	CTRX	■	■	■		■	■	■	■	■	■
	セフォビッド セフォペラジン	セフォペラゾンナトリウム	CPZ	■	■	■		■		■	■	■	■
	メイセリン	セフミノクスナトリウム水和物	CMNX	■	■	■		■		■	■	■	■
	モダシン	セフタジジム水和物	CAZ		■	■		■	■	■	■	■	■
第四世代セフェム系薬	マキシピーム	セフェピム塩酸塩水和物	CFPM	■	■	■				■			■
	ファーストシン	セフォゾプラン塩酸塩	CZOP	■	■	■	■			■			■

* : プロテウス・ミラビリス
*2 : 肺炎桿菌
*3 : プロビデンシア・レットゲリ
*4 : プレボテラ・ビビアを除く
*5 : 黄色ブドウ球菌
*6 : プレボテラ・メラニノジェニカ
*7 : マイコプラズマ・ニューモニエ
*8 : クラミジア・ニューモニエ

付録 6. 注射用抗菌薬適応菌種一覧

グラム陰性菌 桿菌											嫌気性菌				その他			
クレブシエラ属	エンテロバクター属	セラチア属	プロテウス属	モルガネラ・モルガニー	プロビデンシア属	インフルエンザ菌	シュードモナス属	緑膿菌	バークホルデリア・セパシア	アシネトバクター属	ペプトストレプトコッカス属	バクテロイデス属	プレボテラ属	アクネ菌	リケッチア属	クラミジア属	マイコプラズマ属	その他適応菌種
																		髄膜炎菌,ジフテリア菌,炭疽菌,放線菌,破傷風菌,ガス壊疽菌群,回帰熱ボレリア,ワイル病レプトスピラ,鼠咬症スピリルム,梅毒トレポネーマ
			*															髄膜炎菌,炭疽菌,放線菌,リステリア・モノサイトゲネス
			*															
*2														*4				
																		クロストリジウム属(クロストリジウム・ディフィシルを除く)
*2		*																
					*3													
*2														*4				
														*4				
					*3													
*2														*4				
													*4					ステノトロホモナス・マルトフィリア
														*4				ステノトロホモナス・マルトフィリア
																		ステノトロホモナス・マルトフィリア

＊9：オリエンチア・ツツガムシ
＊10：クラミジア・トラコマティス
＊11：Q熱リケッチア
＊12：エンテロコッカス・フェシウムを除く
＊13：モラクセラ・ラクナータ
＊14：シュードモナス・フルオレッセンス

付録6. 注射用抗菌薬適応菌種一覧

分類	代表的商品名	一般名	略号	グラム陽性球菌 ブドウ球菌属	レンサ球菌属	肺炎球菌属	腸球菌属	グラム陰性球菌 淋菌	モラクセラ・カタラーリス	グラム陰性桿菌 大腸菌	赤痢菌	サルモネラ属	シトロバクター属
オキサセフェム系薬	シオマリン	ラタモキセフナトリウム	LMOX										
	フルマリン	フロモキセフナトリウム	FMOX										
セフェム系薬（β-ラクタマーゼ阻害薬配合）	スルペラゾン	スルバクタムナトリウム/セフォペラゾンナトリウム	SBT/CPZ										
モノバクタム系薬	アザクタム	アズトレオナム	AZT										
カルバペネム系薬	チエナム	イミペネム水和物/シラスタチンナトリウム	IPM/CS										
	カルベニン	パニペネム/ベタミプロン	PAPM/BP										
	メロペン	メロペネム水和物	MEPM										
	オメガシン	ビアペネム	BIPM					*12	※				
	フィニバックス	ドリペネム水和物	DRPM					*12					
アミノグリコシド系薬	硫酸ストレプトマイシン	ストレプトマイシン硫酸塩	SM										
	硫酸カナマイシン	カナマイシン硫酸塩	KM										
	ゲンタシン	ゲンタマイシン硫酸塩	GM										
	パニマイシン	ジベカシン硫酸塩	DKB	*5									
	トブラシン	トブラマイシン	TOB										
	アミカシン硫酸塩	アミカシン硫酸塩	AMK										
	イセパシンエクサシン	イセパマイシン硫酸塩	ISP										
	ハベカシン	アルベカシン硫酸塩	ABK										
	トロビシン	スペクチノマイシン塩酸塩水和物	SPCM										
マクロライド系薬	エリスロシン	エリスロマイシンラクトビオン酸塩	EM										
	ジスロマック	アジスロマイシン水和物	AZM										

＊ ：プロテウス・ミラビリス
＊2：肺炎桿菌
＊3：プロビデンシア・レットゲリ
＊4：プレボテラ・ビビアを除く
＊5：黄色ブドウ球菌
＊6：プレボテラ・メラニノジェニカ
＊7：マイコプラズマ・ニューモニエ
＊8：クラミジア・ニューモニエ

グラム陰性菌 桿菌											嫌気性菌				その他			
クレブシエラ属	エンテロバクター属	セラチア属	プロテウス属	モルガネラ・モルガニー	プロビデンシア属	インフルエンザ菌	シュードモナス属	緑膿菌	バークホルデリア・セパシア	アシネトバクター属	ペプトストレプトコッカス属	バクテロイデス属	プレボテラ属	アクネ菌	リケッチア属	クラミジア属	マイコプラズマ属	その他適応菌種
													*4					
													*4					
					*3													
																		髄膜炎菌
																		髄膜炎菌
																		フソバクテリウム属 ※：適応はモラクセラ属
																		マイコバクテリウム属，ペスト菌，野兎病菌，ワイル病レプトスピラ
																		結核菌，百日咳菌
	*2				*3													
																		MRSA
																		ジフテリア菌
																		レジオネラ・ニューモフィラ

＊9：オリエンチア・ツツガムシ
＊10：クラミジア・トラコマティス
＊11：Q熱リケッチア
＊12：エンテロコッカス・フェシウムを除く
＊13：モラクセラ・ラクナータ
＊14：シュードモナス・フルオレッセンス

付録6. 注射用抗菌薬適応菌種一覧

分類	代表的商品名	一般名	略号	グラム陽性球菌 ブドウ球菌属	グラム陽性球菌 レンサ球菌属	グラム陽性球菌 肺炎球菌	グラム陽性球菌 腸球菌属	グラム陰性球菌 淋菌	グラム陰性球菌 モラクセラ・カタラーリス	グラム陰性桿菌 大腸菌	グラム陰性桿菌 赤痢菌	グラム陰性桿菌 サルモネラ属	シトロバクター属
リンコマイシン系薬	リンコシン	リンコマイシン塩酸塩水和物	LCM	■	■								
リンコマイシン系薬	ダラシンS	クリンダマイシンリン酸エステル	CLDM	■	■								
テトラサイクリン系薬	ミノマイシン	ミノサイクリン塩酸塩	MINO	*5	■	■			*13				■
クロラムフェニコール系薬	クロロマイセチンサクシネート	クロラムフェニコールコハク酸エステルナトリウム	CP										■
ホスホマイシン	ホスミシンS	ホスホマイシンナトリウム	FOM	■						■	■		
グリコペプチド系薬	塩酸バンコマイシン	バンコマイシン塩酸塩	VCM	■	■	※	■						
グリコペプチド系薬	タゴシッド	テイコプラニン	TEIC	■	■	■	■						
環状リポペプチド系薬	キュビシン	ダプトマイシン	DAP	■	■		■						
オキサゾリジノン系薬	ザイボックス	リネゾリド	LZD	■	■	■	■						
ストレプトグラミン系薬	シナシッド	キヌプリスチン/ダルホプリスチン	QPR/DPR	■			■						
ニューキノロン系薬	シプロキサン	シプロフロキサシン	CPFX	■				■	■	■	■	■	■
ニューキノロン系薬	パシル パズクロス	パズフロキサシンメシル酸塩	PZFX	■	■	■				■			■
ニューキノロン系薬	クラビット	レボフロキサシン水和物	LVFX	■	■	■	■	■	■	■	■	■	■
サルファ剤	バクトラミン	スルファメトキサゾール/トリメトプリム	ST										

＊　：プロテウス・ミラビリス
＊2：肺炎桿菌
＊3：プロビデンシア・レットゲリ
＊4：プレボテラ・ビビアを除く
＊5：黄色ブドウ球菌
＊6：プレボテラ・メラニノジェニカ
＊7：マイコプラズマ・ニューモニエ
＊8：クラミジア・ニューモニエ

クレブシエラ属	エンテロバクター属	セラチア属	プロテウス属	モルガネラ・モルガニー	プロビデンシア属	インフルエンザ菌	シュードモナス属	緑膿菌	バークホルデリア・セパシア属	アシネトバクター属	ペプトストレプトコッカス属	バクテロイデス属	プレボテラ属	アクネ菌	リケッチア属	クラミジア属	マイコプラズマ属	その他適応菌種
							*14								*9		*7	炭疽菌, ステノトロホモナス・マルトフィリア, フラボバクテリウム属, レジオネラ・ニューモフィラ
																*10		髄膜炎菌, チフス菌, パラチフス菌, 軟性下疳菌, 百日咳菌, 野兎病菌, ガス壊疽菌群
			*3															
																		MRSA, MRCNS, ※：PRSP
																		MRSA
																		MRSA
																		MRSA, VCM耐性エンテロコッカス・フェシウム
																		VCM耐性エンテロコッカス・フェシウム
																		炭疽菌, レジオネラ属
																		レジオネラ属
															*11	*8	*7	炭疽菌, チフス菌, パラチフス菌, ペスト菌, レジオネラ属, ブルセラ属, 野兎病菌
																		ニューモシスチス・カリニ

＊9：オリエンチア・ツツガムシ
＊10：クラミジア・トラコマティス
＊11：Q熱リケッチア
＊12：エンテロコッカス・フェシウムを除く
＊13：モラクセラ・ラクナータ
＊14：シュードモナス・フルオレッセンス

(黒山政一：抗菌薬適応菌種一覧. 治療薬ハンドブック2017(髙久文麿・監). じほう, 付10-15, 2017より転載)

医学・薬学用語インデックス
抗がん薬レジメン
欧文索引

A

AA 再生不良性貧血 ……… 16
AA 労作性狭心症 ……… 16
AAA 腹部大動脈瘤 ……… 17
AADC 芳香族アミノ酸脱炭酸酵素 ……… 17
AAS 大動脈弓症候群 ……… 17
AB 喘息性気管支炎 ……… 25
ABCトランスポーター
　　ABC蛋白質 ……… 26
ABL 慢性骨髄性白血病の原因となる遺伝子 ……… 25
ABPA アレルギー性気管支肺アスペルギルス症 ……… 26
ABVD （レジメン） ……… 140
AC 腹囲 ……… 19
AC （レジメン） ……… 140
A C, a.c. 食前 ……… 19
ACE アンジオテンシン変換酵素 ……… 19
ACE-I アンジオテンシン変換酵素阻害薬 ……… 20
ACS 急性冠症候群 ……… 19
ACTH 副腎皮質刺激ホルモン ……… 19
AD アルツハイマー病 ……… 22
ADH バソプレシン ……… 23
ADL 日常生活動作 ……… 23
ADME 吸収・分布・代謝・排泄 ……… 5
ADR 薬物有害反応 ……… 23
adverse event 有害事象 ……… 5
AE 有害事象 ……… 14
Ae 尿中未変化体排泄率 ……… 14
AED 自動体外式除細動器 ……… 16
Af 心房細動 ……… 17
AF 心房粗動 ……… 17
AFP αフェトプロテイン ……… 17
AFP-L3% αフェトプロテイン-L3分画比 ……… 18
AGA アレルギー性肉芽腫性血管炎 ……… 19
AGN 急性糸球体腎炎 ……… 19
Ags アミノグリコシド系抗菌薬 ……… 19
A/G比 アルブミン・グロブリン比 ……… 8
AIDS 後天性免疫不全症候群 ……… 14
AIHA 自己免疫性溶血性貧血 ……… 14
AKI 急性腎障害 ……… 19
Alb アルブミン ……… 18
ALL 急性リンパ性白血病 ……… 18
ALP アルカリホスファターゼ ……… 18
ALS 筋萎縮性側索硬化症 ……… 18
ALT アラニンアミノトランスフェラーゼ ……… 18
A-lymphocyte 異型リンパ球 ……… 31
AM 非定型抗酸菌症 ……… 18
AMI 急性心筋梗塞 ……… 18
AML 急性骨髄性白血病 ……… 18
AML1 急性骨髄性白血病発症に関与する蛋白質 ……… 18
AMY アミラーゼ ……… 18
ANA 核酸抗体 ……… 17
angina of effort 労作性狭心症 ……… 8
ANP ヒト心房性ナトリウム利尿ペプチド ……… 17
antiplasmin activity 抗プラスミン活性 ……… 8
AP 狭心症 ……… 25
AP （レジメン） ……… 140
APC 心房性期外収縮 ……… 26
APCD 成人型嚢胞腎 ……… 26
APH 失語症 ……… 25

APL	急性前骨髄球性白血病	25	BBD	膀胱直腸障害	89
APLS	抗リン脂質抗体症候群	25	BCA225	乳がんの血中腫瘍マーカー	87
apo	脳卒中	26			
app	虫垂炎	26	BCL2	ミトコンドリアにおけるアポトーシスの制御に関与する遺伝子	87
appe	虫垂炎	5			
APS	抗リン脂質抗体症候群	25			
APTT	活性化部分トロンボプラスチン時間	26	BCR	クリーンルーム	86
			BCR	がん遺伝子の一つ	86
AR	大動脈弁閉鎖不全	14	BD	(レジメン)	140
ARB	アンジオテンシンⅡ受容体拮抗薬	14	BDP	ベクロメタゾンプロピオン酸エステル	88
ARDS	急性呼吸窮迫症候群	14	BE	生物学的同等性	82
ARF	急性腎不全	14	BE	細菌性心内膜炎	82
AS	大動脈弁狭窄症	17	BE	気管支拡張症	83
ASD	心房中隔欠損症	17	BEP	(レジメン)	140
ASO	閉塞性動脈硬化症	17	BF	気管支ファイバースコープ	85
ASO	抗ストレプトリジンO抗体	17	BFP	塩基性フェトプロテイン	85
AST	アスパラギン酸アミノトランスフェラーゼ	17	BG	ビグアナイド系薬	86
			BGP	オステオカルシン	87
ATⅢ	アンチトロンビンⅢ	23	BID, b.i.d.	1日2回	82
ATLL	成人T細胞白血病	23	bioavailability 生物学的利用率		80
AUC	血中濃度−時間曲線下面積	30			
AVB	房室ブロック	26	biochemical modulation 生化学的調節法		80
A-Vblock	房室ブロック	27	bioequivalence 生物学的同等性		80
AVP	バソプレシン	26			
			BJP	ベンスジョーンズ蛋白	87
B			blood brain barrier 血液脳関門		93
BA	気管支喘息	83			
Band	桿状核球	81	blood placental barrier 血液胎盤関門		92
Bap	骨型アルカリホスファターゼ	84			
			BLS	一次救命処置	86
Baso	好塩基球	81	BNP	脳性ナトリウム利尿ペプチド	84
BB	β遮断薬	88			
BBB	血液脳関門	89	BP	血圧(数)	88
BBB(L/R)	脚ブロック(左/右)	89	BPB	血液胎盤関門	89
			B/P比	全血中濃度/血漿中濃度(B/P)比	89

BPH	前立腺肥大	88		
BSC	緩和ケア	84		
BT	体温	87		
BT	脳腫瘍	87		
BUD	ブデソニド	90		
BUN	血中尿素窒素	89		
BW	体重	96		
BZD	ベンゾジアゼピン系薬	87		

C

Ca	カルシウム	50
CA15-3	腫瘍マーカー	50
CA19-9	腫瘍マーカー	50
CA50	腫瘍マーカー	50
CA54/61	腫瘍マーカー	50
CA546	腫瘍マーカー	50
CA602	腫瘍マーカー	50
CA72-4	腫瘍マーカー	50
CA125	腫瘍マーカー	50
CA130	腫瘍マーカー	50
CABG	冠動脈バイパス手術	52
CAD	冠状動脈疾患	51
CAF	(レジメン)	140
CAG	冠動脈造影	51
CAG	(レジメン)	140
C-ANCA	抗好中球細胞質抗体	50
CAP	市中肺炎	37, 52
CAP	(レジメン)	140
capacity-limited drug 消失能依存型薬物		37
CAPD	持続携行式腹膜透析	52
CapeOX	(レジメン)	140
Cat	白内障	37, 51
CBD	大脳皮質基底核変性症	57
CCB	カルシウム拮抗薬	54
CCP	慢性肺性心	54
Ccr	クレアチニンクリアランス	54
CD	クローン病	55
CDISC	NPO法人名	55
CDK4	サイクリン依存性キナーゼ4	56
CEA	がん胎児性抗原	50
CF	大腸内視鏡検査	52
CFS	慢性疲労症候群	52
CGN	慢性糸球体腎炎	54
CH	慢性肝炎	51
ChE	コリンエステラーゼ	51
ChEI	コリンエステラーゼ阻害薬	51
CHF	うっ血性心不全	51
CHF	慢性心不全	51
chole	胆嚢炎, 胆石症	45
CHOP	(レジメン)	140
CIC	シクレソニド	49
CIDP	慢性炎症性脱髄性ニューロパチー	49
circadian rhythm 日周期リズム		47
CJD	クロイツフェルト-ヤコブ病	54
CK	クレアチンキナーゼ	53
CKD	慢性腎臓病	54
CL	クリアランス	52
Cl	クロール	52
CLcr, CLCR	クレアチニンクリアランス	53
CLH	肝クリアランス	52
clinical data interchange standard consortium NPO法人名		39
clinical practice guidelines 診療ガイドライン		39
CLL	慢性リンパ性白血病	53

欧文索引

CLR	腎クリアランス … 52	**CRF**	慢性腎不全 … 49
CLSI	米国臨床検査標準委員会 … 52	**CRF**	症例報告書 … 49
CLtot	全身クリアランス … 76	**CRP**	C-反応性蛋白 … 49
CM	心筋症 … 52	**CRS**	先天性風疹症候群 … 49
Cmax	最高血中濃度 … 58	**Css**	定常状態血中濃度 … 51
CMD	先天性筋ジストロフィー症 … 52	**CT**	コンピューター断層撮影 … 55
CMF	(レジメン) … 140	**CT**	カルシトニン … 55
CML	慢性骨髄性白血病 … 52	**CTCAE**	臨床試験を実施する際に発生する有害事象を適切に評価・集計する規準 … 56
C-MOPP	(レジメン) … 140		
cMYC	バーキットリンパ腫の発症に関与するがん遺伝子 … 58	**CV**	中心静脈 … 57
Cochrane Library コクランライブラリー … 44		**CVA**	脳血管障害 … 57
Cockcroft-Gaultの式 クレアチニンクリアランス推算式 … 45		**CVAD**	脳血管障害 … 57
		Cyclin D1 細胞周期に関与する遺伝子 … 46	
COI	利益相反 … 53		
CONSORT声明 コンソート声明 … 45		**Cyclin E** 細胞周期に関与する遺伝子 … 46	
Coombs試験 赤血球に対する抗体を検出する検査 … 38		**CYFRA** サイトケラチン19フラグメント … 58	
COPD	慢性閉塞性肺疾患 … 53	**CYP**	シトクロムP450 … 55
CP	肺性心 … 56		
CP	クリニカルパス … 56	**D**	
Cp	血中濃度 … 56	**DAPT**	2剤併用抗血小板療法 … 70
CP	(レジメン) … 141	**D-Bil**	直接ビリルビン … 73
CP	(レジメン) … 141	**DBT**	二重盲検比較試験 … 73
CPA	心肺停止 … 57	**DC**	(レジメン) … 141
CPG	診療ガイドライン … 57	**DCF**	(レジメン) … 141
CPK	クレアチンキナーゼ … 57	**DCI**	ドーパ脱炭酸酵素阻害薬 … 71
CPR	心肺蘇生 … 56	**DCM**	拡張型心筋症 … 71
CPR	C-ペプチド … 56	**DDS**	薬物送達システム … 72
Cpss	定常状態血中濃度 … 57	**DeVIC**	(レジメン) … 141
Cr	クレアチニン … 49	**DI**	尿崩症 … 69
CRA	臨床開発モニター … 49	**DIC**	播種性血管内凝固症候群 … 69
CRC	治験コーディネーター … 49	**dipper型高血圧** Dipping現象がある高血圧 … 71	
CRE	クレアチニン … 39	**dipping現象** 夜間の血圧低下現象 … 71	

略語	意味	ページ
ditto	同じ	72
DIV	点滴静脈注射	69
DKA	糖尿病ケトアシドーシス	71
DLB	レビー小体型認知症	70
DM	糖尿病	70
DM	データマネージャー	70
DM	皮膚筋炎	70
DMARDs	疾患修飾性抗リウマチ薬	73
DMAT	災害派遣医療チーム	73
DMD	Duchenne型筋ジストロフィー	70
DNAチップ	マイクロアレイ	70
DNR	延命処置を行わないこと	70
Do	同じ	74
DOA	到着時心肺停止	70
DPA	ドパミン受容体部分アゴニスト	72
DPB	びまん性汎細気管支炎	73
DPC/PDPS	診療報酬の包括評価制度	73
DPC制度	診療報酬の包括評価制度	73
DPD	デオキシピリジノリン	73
DPI	ドライパウダーインヘイラー	72
Dpyr	デオキシピリジノリン	73
DU	十二指腸潰瘍	74
DUPAN-2	膵がん関連糖蛋白抗原	74
DVT	深部静脈血栓	73

E

略語	意味	ページ
EA	労作性狭心症	9
EBL	赤芽球	11
EBM	根拠に基づく医療	11
EC	(レジメン)	141
ECG	心電図	10
ED	勃起障害	11
ED50	50%有効量	11
EDC	治験データを電子的に管理すること	11
EDH	硬膜外血腫	11
EEG	脳波	9
EF	駆出率	9
eGFR	推算糸球体濾過値	10
EGFR	ヒト上皮細胞成長因子受容体	10
EH	本態性高血圧	9
Eh	肝抽出率	9
EKC	流行性角結膜炎	10
EKG	心電図	18
elastase1	エラスターゼ1	31
empiric therapy	経験的治療	32
EMR	内視鏡的粘膜切除術	9
EM群	高代謝群	9
Eosino	好酸球	18
EP	(レジメン)	141
EPO	エリスロポエチン	11
EPOCH	(レジメン)	141
ERBB1	ヒト上皮細胞成長因子受容体1型	6
ERBB2	ヒト上皮細胞成長因子受容体2型	6
ERCP	内視鏡的逆行性胆道膵管造影	8
ESD	内視鏡的粘膜下層剥離術	9
ESHAP	(レジメン)	141
ESR	赤血球沈降速度	9
Ethics Committee	倫理委員会	19
EUS	超音波内視鏡検査	12
EVI-1	急性骨髄性白血病の原因となる遺伝子	11

Exposure Index（%）
母乳を介した薬物曝露を定式化する指標 ··········· 19
E_1 エストロン ············ 13
E_2 エストラジオール ······ 11
E_3 エストリオール ········ 10

F

F 生物学的利用率 ········ 26
FD 機能性ディスペプシア ····· 27
FDA 米国食品医薬品局 ······· 27
FDP フィブリノーゲン／フィブリン分解産物 ··········· 27
Fe 血清鉄 ··············· 26
FEC （レジメン） ···········141
FEV 努力性呼気肺活量 ······ 26
FEV1.0 1秒量 ············ 27
FFA 遊離脂肪酸 ··········· 27
FFP 新鮮凍結血漿 ········· 27
FH 家族性高コレステロール血症 ···················· 27
first pass effect 肝初回通過効果 ········ 90
flow-limited drug 血流速度依存性薬物 ····· 93
FLOX （レジメン） ··········141
FM ホルモテロールフマル酸塩 ···················· 27
FN 発熱性好中球減少症 ····· 27
FOLFIRI （レジメン） ·········141
FOLFIRINOX （レジメン） ···141
FOLFOX （レジメン） ········142
FP フルチカゾンプロピオン酸エステル ············· 27
Fr カテーテルのサイズ ····· 93
FSH 卵胞刺激ホルモン ······ 27
FT₃ 遊離トリヨードサイロニン ···················· 27
FT₄ 遊離サイロキシン ······ 27
fub 遊離型分率 ··········· 28
FUO 不明熱 ··············· 28

G

GA グリコアルブミン ······ 50
GAT がん関連ガラクトース転移酵素 ··················· 51
GBS ギラン・バレー症候群 ·· 57
GCS グラスゴーコーマスケール ···················· 54
G-CSF 顆粒球コロニー刺激因子 ···················· 54
GDM 妊娠糖尿病 ··········· 55
GEMOX （レジメン） ·········142
GERD 逆流性食道炎 ········· 35
GFR 糸球体液過率 ········· 52
GH 妊娠高血圧 ··········· 51
GH 成長ホルモン ········· 51
GIST 消化管間質腫瘍 ······· 55
Giusti-Hayton法 腎機能低下時における腎排泄型薬剤の減量法 ············ 58
GI療法 グルコースインスリン療法 ··············· 49
GLP 医薬品の安全性に関する非臨床試験の実施の基準 ··· 53
GLU 血糖値 ··············· 53
GMP 医薬品及び医薬部外品の製造管理及び品質管理の基準 ···················· 52
GPs グリコペプチド系抗菌薬 57
GPSP 医薬品製造販売後の調査及び試験の実施の基準 ··· 57
GQP 医薬品、医薬部外品、化粧品及び再生医療等製品の品質管理の基準 ·········· 53
GTT ブドウ糖負荷試験 ······ 56

Gul音 腸蠕動音 ……………… 39
GVHD 移植片対宿主病 ………… 57
GVP 医薬品, 医薬部外品, 化粧品, 医療機器及び再生医療等製品の製造販売後安全管理の基準 ……………………………… 57

H

hANP ヒト心房性ナトリウム利尿ペプチド ………………………… 15
HAP 院内肺炎 ………………… 81
Hb ヘモグロビン ………… 16, 81
HbA1c ヘモグロビンA1c …… 94
HBc抗体 B型肝炎ウイルスの抗体の一つ ……………………… 16
HBe抗原・抗体 B型肝炎ウイルスの抗原・抗体の一つ ………… 16
HBs抗原・抗体 B型肝炎ウイルスの抗原・抗体の一つ ………… 16
HCC 肝細胞がん ……………… 15
HCG ヒト絨毛性ゴナドトロピン …………………………………… 15
HCM 肥大性心筋症 …………… 15
HCV抗体 C型肝炎ウイルス抗体 …………………………………… 15
HDL-C 高比重リポ蛋白コレステロール ……………………………… 15
Henderson-Hasselbalchの式
水素イオン濃度と酸性度を結びつける等式 ………………… 95
HER1 ヒト上皮細胞成長因子受容体1型 ………………………… 81
HER2 ヒト上皮細胞成長因子受容体2型 ………………………… 81
HHD 高血圧性心疾患 ………… 15
HHS 高浸透圧高血糖症候群 … 15
HIT ヘパリン起因性血小板減少症 ………………………… 14, 87
HIV抗原・抗体 ヒト免疫不全ウイルス抗原・抗体 ………………… 14
HL 高脂血症 ………………… 15
HOT 在宅酸素療法 …………… 95
HPN 在宅静脈栄養法 ………… 16
HPT 副甲状腺機能亢進症 …… 16
HR 心拍数 …………………… 14
HRAS 細胞増殖や分化に関与する遺伝子 ……………………… 16
HT 高血圧 …………………… 15
Ht ヘマトクリット ……………… 15
HTLV-1抗体 ヒトT細胞白血病ウイルスに対する抗体 ………… 15
HUS 溶血性尿毒症症候群 …… 16
H₂RA H_2受容体拮抗薬 …… 15

I

IA, ia 動脈内注射 ……………… 2
IAA インスリン抗体 ……………… 2
IAP 免疫抑制酸性蛋白 ………… 2
IBD 炎症性腸疾患 ……………… 4
I-Bil 間接ビリルビン …………… 4
IBS 過敏性腸症候群 …………… 4
IC インフォームドコンセント …… 3
IC, i.c. 食間 ………………………… 3
ICA 抗ランゲルハンス氏島抗体 …………………………………… 3
ICD 国際疾病分類 ……………… 4
ICE (レジメン) ………………… 142
ICER 増分費用対効果比 ……… 3
ICM 特発性心筋症 ……………… 3
ICS 吸入用ステロイド …………… 3
ICT 感染対策チーム ……………… 4
ICU 集中治療室 ………………… 4
ID, id 皮内注射 ………………… 4
IDA 鉄欠乏性貧血 ……………… 4
IE 感染性心内膜炎 ……………… 2

IgG-HA抗体 A型肝炎ウイルスに対するIgG抗体 3
IgM-HA抗体 A型肝炎ウイルスに対するIgM抗体 3
IHD 虚血性心疾患 2
IICP 頭蓋内圧亢進 2
IIP(s) 特発性間質性肺炎 2
IM, im 筋肉注射 3
IM群 中間代謝群 3
INSTI インテグラーゼ阻害薬 2
IP 間質性肺炎 4
IR 発生率 2
IRB 治験審査委員会 2
IRDS 特発性呼吸窮迫症候群 2
IRI インスリン 2
IRIS (レジメン) 142
ITP 特発性血小板減少性紫斑病 4
ITT解析 ランダム化臨床試験の解析法の一つ 4
IV, iv 静脈内注射 4
IVH 中心静脈栄養 4

J

JMAT 日本医師会災害医療チーム 51
JRA 若年性慢性関節リウマチ 50

K

K カリウム 39
KD 川崎病 41
kel 消失速度定数 40
KIT 細胞増殖に関わる遺伝子 37
KMO-1 膵がん関連糖蛋白抗原 40
KRAS 細胞増殖に関わる遺伝子 41

L

LABA 長時間作用性β_2刺激薬 103
LAMA 長時間作用性抗コリン薬 103
LC 肝硬変 31
LCMs リンコマイシン系抗菌薬 31
LD 負荷投与量 106
L/D 検査データ 31
LD50 50％致死量 31
LDH 乳酸脱水素酵素 31
LDL-C 低比重リポ蛋白コレステロール 31
L-DOPA レボドパ 31
LH 黄体形成ホルモン 31
LK 肺がん 31
LSCS 腰部脊柱管狭窄症 31
LTRA ロイコトリエン受容体拮抗薬 31
LVEF 左室駆出率 31
Lymph リンパ球 105

M

MAC 非定型抗酸菌症 28, 96
MAP 濃厚赤血球液 96
MARTA 多受容体作用抗精神病薬 97
MAS 大量吸引症候群 28
MCH 平均赤血球血色素量 29
MCHC 平均赤血球血色素濃度 29
MCLS 川崎病 30
MCV 平均赤血球容積 30
MD 維持投与量 99
MDI 定量噴霧式吸入器 30
MDS 骨髄異形成症候群 30
ME 臨床工学士 28

MET Met蛋白質 ... 99	**M-VAC** （レジメン） ... 142
Meta-Myelo 後骨髄球 ... 99	**Myelo** 骨髄球 ... 97
MF モメタゾンフランカルボン酸エステル ... 29	**Myeloblast** 骨髄芽球 ... 97

N

MG 胃潰瘍 ... 29	**Na** ナトリウム ... 23
MG 重症筋無力症 ... 29	**NaSSA** ノルアドレナリン作動性・特異的セロトニン作動性薬 ... 77
Mg マグネシウム ... 29	
MI 心筋梗塞 ... 28	
MIC 最小発育阻止濃度 ... 28	**NC** 不変 ... 24
MK 胃がん ... 29	**NCC-ST-439** 腫瘍マーカー ... 24
ML 悪性リンパ腫 ... 29	**NERD** 非びらん性胃食道逆流症 ... 78
MLL 造血器細胞の分化に関わる遺伝子 ... 29	**NEUT** 好中球 ... 23
MLs マクロライド系抗菌薬 ... 29	**Neut** 好中球 ... 78
MM 多発性骨髄腫 ... 29	**NH₃** アンモニア ... 23
MMP-3 マトリックスメタロプロテアーゼ-3 ... 29	**NHL** 非ホジキンリンパ腫 ... 23
	NICU 新生児集中治療室 ... 23
MOF 多臓器不全 ... 29	**NMYC** 細胞の増殖・分化に関与する遺伝子 ... 25
Mono 単球 ... 99	
MP （レジメン） ... 142	**NNH** 有害必要数 ... 24
MPC 耐性菌出現阻止濃度 ... 30	**NNRTI** 非ヌクレオチド系逆転写酵素阻害薬 ... 24
MPGN 膜性増殖性腎炎 ... 30	
M.pn マイコプラズマ肺炎 ... 30	**NNT** 治療効果を得るのに必要な人数 ... 24
MPO-ANCA 抗好中球細胞質ミエロペルオキシダーゼ抗体 ... 30	
	NOAC 新規経口抗凝固薬 ... 79
MPP マイコプラズマ肺炎 ... 30	**NOAEL** 無毒性量 ... 24
MP ratio 母乳中への薬物濃度と血漿中の薬物濃度の比 ... 30	**non-dipper型高血圧** Dipping現象がない高血圧 ... 79
	n.p. 異常なし ... 25
MR 僧帽弁閉鎖不全 ... 28	**NRTI** ヌクレオチド系逆転写酵素阻害薬 ... 23
MRA 悪性関節リウマチ ... 28	
MRI 核磁気共鳴撮影 ... 28	**NS** ネフローゼ症候群 ... 23
MRT 平均滞留時間 ... 28	**NSAIDs** 非ステロイド性抗炎症薬 ... 24
MS 多発性硬化症 ... 28	
MSA 多系統萎縮症 ... 28	**NSCLC** 非小細胞肺がん ... 24
MSW 医療ソーシャルワーカー ... 28	**NSE** 神経特異エノラーゼ ... 23
MSW 耐性菌選択濃度域 ... 29	**NST** 栄養管理チーム ... 24

欧文索引

NSTEMI 非ST上昇心筋梗塞 24
NTM 非定型抗酸菌症 25
NT-proBNP ヒト脳性ナトリウム利尿ペプチド前駆体N端フラグメント 25
NTX Ⅰ型コラーゲン架橋N-テロペプチド 25

O

OA 変形性関節症 32
OAB 過活動膀胱 32
O.B. 異常なし 33
OC オステオカルシン 32
OCD 強迫性障害 32
OD 適量 33
o.d. 1日1回 32
odds ratio オッズ比 32
ODP 一包化 33
OMI 陳旧性心筋梗塞 32
OR オッズ比 32
orphan drug 希少疾病用医薬品 33
OT 作業療法士 32
OTC医薬品 要指導医薬品と一般用医薬品 32

P

P 脈拍 81
P 精神科 82
P 無機リン 82
PA 悪性貧血 83
PaCO₂ 動脈血二酸化炭素分圧 83
PAE 抗菌薬の微生物増殖抑制効果 83
PAF 発作性心房細動 83
P-ANCA 抗好中球細胞質ミエロペルオキシダーゼ抗体 82
PaO₂ 動脈血酸素分圧 83
PAP 原発性異型肺炎 84
PAP 前立腺産生ホスファターゼ 85
patient 患者 94
PBC 原発性胆汁性肝硬変 89
PC, p.c. 食後 86
P-CAB カリウムイオン競合型アシッドブロッカー 86
PCI 経皮的冠動脈形成術 86
PCs ペニシリン系抗菌薬 87
PCT プロカルシトニン 87
PD パーキンソン病 87
PD 薬力学 88
PD 腹膜透析 88
PE 肺塞栓症 83
PE 肺気腫症 83
PED 小児科 83
PEG 経皮内視鏡的胃瘻造設術 94
PET ポジトロン断層撮影 94
PFS 無増悪生存期間 85
PG ペプシノゲン 86
PH 肺高血圧 83
pharmacogenetics 薬理遺伝学 90
pharmacogenomics 薬理ゲノム学 91
pharmacology 薬理学 91
Pharmacopoeia 薬局方 91
Phase 1 第Ⅰ相試験 91
Phase 2 第Ⅱ相試験 91
Phase 3 第Ⅲ相試験 91
Phase 4 第Ⅳ相試験 91
PI プロテアーゼ阻害薬 82
PID 骨盤内炎症性疾患 82
PIE 好酸球増多性肺浸潤(症候群) 82

PIH	妊娠高血圧症候群		82
PIVKA-Ⅱ	肝細胞がんの腫瘍マーカー		89
PK	薬物動態		86
PL	リン脂質		85
placebo	偽薬		92
PLs	ポリペプチド系抗菌薬		86
PLT	血小板数		86
PL法	製造物責任法		86
PM	多発性筋炎		85
PMD	原発性心筋疾患		85
PMDA	独立行政法人医薬品医療機器総合機構		85
PML	進行性多巣性白質脳症		85
PML	急性前骨髄性白血病に関わる遺伝子の一つ		85
PMS	月経前症候群		85
PM群	低代謝群		85
PN	結節性多発性動脈炎		84
POC	新薬等の有効性が実証されること		86
PPH	特発性(原発性)肺高血圧症		88
PPI	プロトンポンプ阻害薬		88
PPK	母集団薬物動態		89
PPN	末梢静脈栄養法		89
PR	部分寛解		82
PRA	血漿レニン活性		82
PRC	レニン濃度		82
PRL	プロラクチン		82
ProGRP	ガストリン放出ペプチド前駆体		93
Pro-Myelo	前骨髄球		93
PR3-ANCA	抗好中球細胞質抗体		82
PS	活動度		83
PS	肺動脈弁狭窄症		83
PS	幽門狭窄		83
PSA	前立腺特異抗原		83
PSA F/T ratio	フリーPSA／トータルPSA比		83
PSA-ACT	複合型PSA		84
PSS	進行性全身性強皮症		84
PSUR	定期的安全性最新報告書		84
PSVT	発作性上室性頻拍		84
PSW	精神科ソーシャルワーカー		84
Pt	患者		87
PT	理学療法士		87
PT	プロトロンビン時間		87
PTE	肺血栓塞栓症		88
PTH-intact	副甲状腺ホルモンインタクト		88
PTHrP-intact	副甲状腺ホルモン関連蛋白インタクト		88
PT-INR	PT国際標準化比		88
PVC	心室性期外収縮		89

Q

QALY	質調整生存年		38
QH	肝血流量		37
QID, q.i.d.	1日4回		37
QLs	キノロン系抗菌薬		38
QOL	生活の質		38
QR	腎血流量		37
QX	臓器血流量		38

R

RA	投与速度		6
RA	関節リウマチ		6
RBC	赤血球		7
R-CHOP	(レジメン)		142
RCT	ランダム化比較試験		7
R-CVP	(レジメン)		142
RD	リスク差		7

略語	意味	頁
R-DHAP	（レジメン）	142
R-EPOCH	（レジメン）	142
RET	がん遺伝子の一つ	106
reverse pharmacology	逆転薬理学	104
RF	腎不全	6
RF	リウマチ熱	6
RF	リウマトイド因子	6
R-FCM	（レジメン）	142
RK	直腸がん	7
RLP-C	レムナント様リポ蛋白-コレステロール	7
RMP	医薬品リスク管理計画	7
RM群	高代謝群	7
Rp.	処方	7
RPGN	急速性進行性糸球体腎炎	6
RR	相対危険度	6
RR	呼吸(回)数	6
Rx	処方	6

S

略語	意味	頁
SAB	洞房ブロック	20
SABA	短時間作用性β_2刺激薬	48
SAH	くも膜下出血	20, 45
SAMA	短時間作用性抗コリン薬	48
SARS	重症急性呼吸器症候群	47
SAS	睡眠時無呼吸症候群	47
SAT	酸素飽和度	48
SC, sc	皮下注射	21
SCC	扁平上皮がん	22
SCD	脊髄小脳変性症	22
SCLC	小細胞肺がん	22
SDA	セロトニン・ドパミン拮抗薬	22
SDH	硬膜下血腫	22
SDV	原資料との照合・検証	22
Seg	分葉核球	62
sepsis	敗血症	62
SERM	選択的エストロゲン受容体モジュレーター	48
SIADH	抗利尿ホルモン不適合分泌症候群	20
s.i.d.	1日1回	20
single blind	単盲検試験	59
SIRS	全身性炎症反応症候群	19, 47
SjS	シェーグレン症候群	21
SJS	スティーブンスジョンソン症候群	21
SL	乳糖	21
SLE	全身性エリテマトーデス	21
SLX	シアリルLe^x-i抗原	21
SM	サルメテロールキシナホ酸塩	20
SMI	ソフトミスト吸入器	21
SMO	治験施設支援機関	21
SMO	ヘッジホッグ経路に関わる受容体	21
Smoothened ホモログ	ヘッジホッグ経路に関わる受容体	61
SNRI	セロトニン・ノルアドレナリン再取り込み阻害薬	20
s/o	〜の疑い	21
SOP	標準業務手順書	21
SOX	（レジメン）	142
SPan-1	膵がんなどの腫瘍マーカー	22
SP-D	肺サーファクタントプロテインD	22
SR	系統的レビュー	20
SSI	手術部位感染	20

- **SSRI** 選択的セロトニン再取り込み阻害薬 ... 20
- **SSS** 洞機能不全症候群 ... 20
- **SSSS** ブドウ球菌性熱傷様皮膚症候群 ... 91
- **ST** 言語聴覚士 ... 22
- **Stab** 桿状核球 ... 60
- **STEMI** ST上昇心筋梗塞 ... 22
- **STN** シアリルTn抗原 ... 22
- **SU薬** スルホニルウレア系薬 ... 22
- **SVC(S)** 上大静脈閉塞症候群 ... 22
- **Syr.** シロップ ... 59

T

- **TA** 三尖弁閉鎖症 ... 69
- **TAA** 胸部大動脈瘤 ... 69
- **TAC** (レジメン) ... 143
- **TAO** 閉塞性血栓血管炎 ... 69
- **TAP** (レジメン) ... 143
- **tapering** 徐々に減量すること ... 74
- **TB** 結核 ... 72
- **T-Bil** 総ビリルビン ... 73, 76
- **TC** 総コレステロール ... 71, 76
- **TC** (レジメン) ... 143
- **TC(TJ)** (レジメン) ... 143
- **TCs** テトラサイクリン系抗菌薬 ... 71
- **TD** 〜日分 ... 72
- **TD50** 50%中毒量 ... 72
- **TdP** 倒錯型心室頻拍 ... 72
- **TEL** 血管新生や骨髄造血に関与する遺伝子 ... 69
- **TEN** 中毒性表皮壊死症 ... 74
- **TG** 中性脂肪 ... 71, 77
- **Tg-Ab** 抗サイログロブリン抗体 ... 71
- **Th** 胸椎 ... 74
- **TIA** 一過性脳虚血発作 ... 69
- **TIBC** 総鉄結合能 ... 69
- **TID, t.i.d.** 1日3回 ... 69
- **time above MIC** 血中濃度がMICを超えている時間 ... 66
- **TIP** (レジメン) ... 143
- **TKI** チロシンキナーゼ阻害薬 ... 71
- **TLS** 腫瘍崩壊症候群 ... 70
- **torsades de pointes** トルサードドポアンツ ... 77
- **Total P1NP** トータルⅠ型プロコラーゲン-N-プロペプチド骨形成マーカー ... 76
- **toxicology** 毒物学 ... 75
- **TP** 総蛋白 ... 72, 76
- **TP** (レジメン) ... 143
- **TPA** 組織ポリペプチド抗原 ... 72
- **TPN** 完全静脈栄養法 ... 72
- **TPO-Ab** 抗甲状腺ペルオキシダーゼ抗体 ... 72
- **TRACP-5b** 酒石酸抵抗性酸性ホスファターゼ ... 69
- **TSAb** TSH刺激性レセプター抗体 ... 70
- **TSH** 甲状腺刺激ホルモン ... 69
- **TTP** 血栓性血小板減少性紫斑病 ... 72
- **$t_{1/2}$** 生物学的半減期 ... 72
- **T_3** トリヨードサイロニン ... 71
- **T_4** 総サイロキシン ... 73

U

- **UA** 尿酸 ... 102
- **UC** 潰瘍性大腸炎 ... 102
- **UCG** 超音波心臓検査法 ... 102
- **ucOC** 低カルボキシル化オステオカルシン ... 102

UGT	UDP-グルクロン酸転移酵素	102	
UIBC	不飽和鉄結合能	102	
URI	上気道感染	102	
UTI	尿路感染	102	

V

VA	異型狭心症	91
VAC	（レジメン）	143
VAD	（レジメン）	143
VAS	視覚的アナログ評価法	81
VCP	（レジメン）	143
Vd	分布容積	91
vdS, v.d.S.	就寝前	91
VeIP	（レジメン）	143
VF	心室細動	91
VIP	（レジメン）	143
VPC	心室性期外収縮	91
VS	バイタルサイン	91
VSD	心室中隔欠損症	91
VT	心室頻拍	91

W

WBC	白血球数	67
WHO	世界保健機関	67
WPW	ウォルフ・パーキンソン・ホワイト症候群	67
Wt	体重	14

X

XELOX	（レジメン）	143

Z

Zn	亜鉛	62

数字・その他

1,5-AG	1,5-アンヒドロ-D-グルシトール	10
1CTP	I型コラーゲン-C-テロペプチド	107
α_2PI	α_2プラスミンインヒビター	7
α-GI	αグルコシダーゼ阻害薬	7
β_2M	β_2ミクログロブリン	94
β-catenin	大腸がんの発生に関与する蛋白質	94
γ-GT	γ-グルタミントランスペプチダーゼ	36
γ-Sm	前立腺がんの腫瘍マーカー	36

My memo

My memo

My memo

My memo

My memo

My memo

My memo

My memo

現場で役だつ！
医学・薬学用語インデックス

定価　本体1,600円（税別）

平成29年3月30日　発　行

監　修	吉尾 隆（よしお たかし）　厚田 幸一郎（あつだ こういちろう）　佐々木 忠徳（ささき ただのり）　西澤 健司（にしざわ けんじ）
発行人	武田 正一郎
発行所	株式会社 じほう

　　　　　101-8421　東京都千代田区猿楽町1-5-15（猿楽町SSビル）
　　　　　電話　編集　03-3233-6361　販売　03-3233-6333
　　　　　振替　00190-0-900481
　　　　　＜大阪支局＞
　　　　　541-0044　大阪市中央区伏見町2-1-1（三井住友銀行高麗橋ビル）
　　　　　電話　06-6231-7061

©2017　　　　　　　　　　組版　レトラス　　印刷　（株）日本制作センター
Printed in Japan

本書の複写にかかる複製，上映，譲渡，公衆送信（送信可能化を含む）の各権利は株式会社じほうが管理の委託を受けています。

JCOPY ＜(社)出版者著作権管理機構　委託出版物＞
本書の無断複製は著作権法上での例外を除き禁じられています。
複製される場合は，そのつど事前に，(社)出版者著作権管理機構（電話 03-3513-6969，FAX 03-3513-6979，e-mail：info@jcopy.or.jp）の許諾を得てください。

万一落丁，乱丁の場合は，お取替えいたします。
ISBN 978-4-8407-4956-5

成分量単位換算表(シロップ用)

濃度 (%)	製剤量	左記製剤量中の成分量	
		(mg)	(μg、g)
0.004%	0.1g	0.004mg	4μg
	1g	0.04mg	40μg
0.005%	0.1g	0.005mg	5μg
	1g	0.05mg	50μg
0.1%	0.01g	0.01mg	10μg
	0.1g	0.1mg	100μg
	1g	1mg	1000μg
0.2%	1g	2mg	
0.5%	1g	5mg	
1%	0.01g	0.1mg	100μg
	0.1g	1mg	1000μg
	1g	10mg	
1.25%	1g	12.5mg	
1.5%	1g	15mg	
2%	1g	20mg	
2.5%	1g	25mg	
3%	1g	30mg	
5%	1g	50mg	
10%	0.1g	10mg	
	1g	100mg	0.1g
	10g	1000mg	1g
20%	1g	200mg	0.2g
25%	1g	250mg	0.25g
33.3%	1g	333mg	
44.4%	1g	444mg	
67%	1g	670mg	0.67g
80%	1g	800mg	0.8g